VALEUR DIAGNOSTIQUE ET PRONOSTIQUE

DES RAPPORTS DU POULS

ET DE LA TEMPÉRATURE

DANS LA FIÈVRE TYPHOÏDE

Châteauroux. — Typographie et Stéréotypie A. Majesté

VALEUR DIAGNOSTIQUE ET PRONOSTIQUE

DES

RAPPORTS DU POULS

ET DE LA TEMPÉRATURE

DANS LA FIÈVRE TYPHOÏDE

AVEC 29 PLANCHES INTERCALÉES DANS LE TEXTE

PAR

Aimé MALHERBE

DOCTEUR EN MÉDECINE,
AIDE DE CLINIQUE A LA FACULTÉ DE MÉDECINE DE PARIS.

CHATEAUROUX
TYPOGRAPHIE ET STÉRÉOTYPIE A. MAJESTÉ.

1882

A MES PARENTS

A MON PRÉSIDENT DE THÈSE

M. LE PROFESSEUR HARDY

A MON MAITRE

M. LE PROFESSEUR VULPIAN

AVANT-PROPOS

Si l'on pouvait donner une formule mathématique, permettant de retrouver constamment des quantités aussi incertaines que les valeurs des phénomènes cliniques, nous considérerions, comme une somme algébrique, celle du pouls et de la température interprétés en même temps. Les deux parties peuvent varier numériquement ; elles peuvent changer de nature, devenir toutes les deux négatives ; l'une d'elles peut rester positive tandis que l'autre prendra le signe contraire. On comprend que des variations de cette nature exercent sur le résultat une influence de premier ordre ; or ce résultat c'est le *Pronostic*.

Il présente une importance assez sérieuse pour que nous tâchions de le déterminer le plus vite et le plus étroitement que nous pourrons. Il n'y a point dans l'espèce de quantités négligeables : Les renseignements qui nous sont donnés par le premier terme, c'est-à-dire par la température, peuvent être confirmés et fortifiés par ceux que nous fournit le second ; mais ils peuvent être aussi contredits et réduits à néant par eux.

Si nous portons toujours un pronostic favorable ou fâcheux suivant que l'ascension thermique est en progrès ou en décroissance, nous nous exposons à être contredits par les faits, surtout si nous laissons systématiquement le pouls de côté. En effet, l'énergie des contractions du cœur, la régularité de son action, sa fréquence, l'élasticité artérielle sont autant de phénomènes organiques dont la bonne exécution intéresse au premier chef la santé et la vie. Par malheur les principes fondamentaux de la méthode d'observation, immuables comme les axiomes de géométrie, admis comme eux par tout le monde, ne sont presque jamais appliqués avec une rigueur suffisante. Chaque siècle ou chaque portion de siècle a ses procédés favoris et ne s'occupe que d'eux. Pourquoi nous servons-nous si difficilement d'observations prises par les médecins instruits du temps de Sydenham ? C'est que nous n'y trouvons rien de ce que nous voudrions y rencontrer.

Sans doute la nosographie a fait des progrès depuis deux cents ans : nos instruments perfectionnés nous montrent des choses que nos prédécesseurs n'eussent pas soupçonnées ; mais les différences ne consistent pas seulement dans l'absence des signes inconnus. Sans doute on ne pouvait apprécier la température à un dixième de degré près ; mais on savait que dans certaines maladies la chaleur de la peau varie d'un jour à l'autre, du matin au soir ; on le savait et on en tenait compte dans le traitement ; mais on ne l'écrivait point.

Prenons la relation d'une fièvre au commencement du XVIIIe siècle, nous trouverons l'état du pouls, noté jour par jour ; en revanche, on dit une fois pour toutes que la peau était moite, chaude ou brûlante, et il n'en est plus question.

De notre temps, c'est exactement la même chose. Dans toute affection fébrile, une feuille de température est annexée à l'observation ; mais il semblerait que le pouls ne signifie rien, car il n'est le plus souvent question ni du nombre de ses battements, ni de leurs caractères.

Un procédé plus précis détrône celui qui l'a précédé : quand on a eu la percussion, on a tenu moins compte des crachats, de la douleur, de la toux dans les affections du poumon. L'auscultation est venue et la percussion est passée au second plan. Pourtant les choses ne changent pas d'une année à l'autre ; les noms et les théories devraient seuls changer. Les affections que nous observons aujourd'hui existent probablement depuis l'origine de la médecine ; malheureusement, l'observation ressent, comme la littérature, comme le vêtement, comme l'alimentation, l'influence d'engouements momentanés : il y a des modes en clinique.

Ce n'est pas dans une thèse inaugurale que l'on peut réagir contre ces espèces d'entraînements. Nous essayerons simplement de donner une idée juste, sinon complète, de l'enseignement de notre excellent maître, M. le professeur Hardy, sur ce sujet. « On néglige aujourd'hui le pouls et on a tort. » Voilà ce qu'il nous répétait à chaque instant, au lit du malade comme dans ses leçons à l'amphithéâtre. Il n'est pas nécessaire de suivre longtemps son service pour en avoir la preuve. Nous essayerons de la démontrer en interprétant quelques observations prises dans son service, sous ses yeux.

Nous sommes extrêmement heureux, en dédiant à notre cher maître ce modeste travail, de pouvoir lui présenter ici l'expression de notre profonde gratitude pour les conseils qu'il n'a cessé de nous prodiguer et la constante bienveillance qu'il nous a témoignée pendant toute la durée de nos études.

Nous remercions aussi notre excellent ami le docteur Josias de la complaisance avec laquelle il a bien voulu mettre ses documents à notre disposition.

VALEUR DIAGNOSTIQUE ET PRONOSTIQUE

DES

RAPPORTS DU POULS

ET DE LA TEMPÉRATURE

DANS LA FIÈVRE TYPHOÏDE

CHAPITRE PREMIER

HISTORIQUE

§ 1er. — *Du pouls.*

Hippocrates tenait compte des battements artériels : il tâtait le pouls à la radiale, à l'humérale, à la temporale. Sa dureté, sa mollesse, sa lenteur ou sa rapidité lui fournissaient des signes auxquels il attachait une grande importance.

Plus tard, les médecins de l'école d'Alexandrie, Hérophile en particulier, insistèrent sur les mêmes indications : mais Galien, le premier, fit sur le pouls une étude didactique, restée classique jusqu'au XIXe siècle. Elle laissait pourtant notablement à désirer : ici comme ailleurs, le médecin de Pergame s'est laissé emporter par son imagination. A côté des faits il y a des distinctions subtiles propres tout au plus à embrouiller les choses.

L'isochronisme entre les battements du cœur et ceux des artères est bien indiqué ; les modifications physiologiques du pouls produites par le sommeil, l'exercice, la digestion sont également étudiées ; Galien a le premier signalé le dicrotisme. Tous ces points réellement utiles sont ensevelis dans des dissertations, savantes peut-être pour l'époque, mais qui nous semblent aujourd'hui erronées ou puériles.

L'étendue même du travail lui ôtait une partie de son utilité ; on en fit des abrégés. Le traité du pouls d'un médecin grec, appelé Philarète, était destiné probablement aux praticiens. Il était court et si condensé qu'on le comprenait avec peine. « Cet auteur, disait Gilles de Corbeil, dans le langage ampoulé des scolastiques du XIIe siècle, en voulant fuir le Charybde de la confusion est tombé dans un Scylla de brièveté. »

Tous les médecins du Bas-Empire attachaient une grande importance au pouls et ils ont répété avec de légères variantes ce qu'on savait avant eux.

A Salerne on fit un peu mieux : on ne connaissait l'antiquité que de seconde main par des traductions latines, échappées aux catastrophes des Ve et VIe siècles ou par l'intermédiaire des Arabes que Constantin l'Africain fit connaître à l'Occident au milieu du XIe. La sixième partie de cette compilation impersonnelle parvenue jusqu'à nous sous le titre d'école de Salerne, est consacrée à la Sémiotique ; le mouvement des artères n'est pas oublié :

« Comme on juge l'urine à sa couleur, on juge le

» pouls à sa manière d'être et à sa continuité : » la sècheresse des humeurs ne le rend pas plein, mais subtil. On remarque qu'il est plus rapide quand la chaleur est exubérante ; il est au contraire paresseux si le froid domine ; le sang a un pouls plein et lent, l'atrabile, un pouls intermittent. Chacun de ses mouvements correspond à une manière d'être des quatre humeurs et peut nous fournir sur elle une connaissance certaine (1).

Un étranger, Gilles de Corbeil, qui avait passé de longues années dans la *Civitas Hippocratica*, résuma plus tard l'enseignement de ses maîtres. Il avait pâli longtemps sur le prolixe traité de Galien ; il nous a dit lui-même que le compendium de Philarète ne lui avait pas servi à grand'chose, il voulut rendre intelligibles et faciles à retenir ces notions de séméiotique que nul ne pouvait comprendre sans un commentaire verbal.

Le traité du pouls de Gilles de Corbeil est intéressant au point de vue historique, il montre l'importance qu'on attachait, en l'an 1200 de notre ère, aux indications qu'il fournit. L'auteur décrit longuement la manière d'explorer les différentes artères : il faut tenir compte de leur consistance, de l'amplitude, de la fréquence et de l'ordre de leurs mouvements. Les pulsations trop répétées correspondent à une chaleur exagérée : « il faut qu'un air frais et vivifiant vienne en aide » à celui que le cœur renferme et lance avec le sang » dans l'arbre artériel ».

Il y a deux variétés de pouls dicrote : le pouls capricant et le pouls martelé. Dans le premier cas, l'artère

(1) Qualiter urinam dirimat forma coloris sic etiam pulsuum species ....

frappe deux coups consécutifs à la manière de la chèvre qui fait un double saut avant qu'elle retombe sur le sol : un tel pouls ne se rencontre qu'avec une substance vasculaire dure, rebelle et une faible *aurea vitalis*.

Le pouls martelé diffère du pouls capricant en ce que le premier coup est plus fort que le second (1).

On pourrait suivre, auteur par auteur, l'histoire sémiotique du pouls, de Gilles de Corbeil à nos jours on ne trouverait rien de nouveau.

Gentile de Foligno l'a commenté comme d'autres ont commenté Galien : le mouvement des humeurs, leur mauvais état, l'insuffisance de l'air ou esprit qui circule dans les artères, voilà tout ce que l'on trouve au point de vue physiologique avant Harvey. A côté de cela il y a quelques remarques utiles.

Quand on connut enfin le véritable rôle du cœur, on reprit l'étude sémiotique du pouls avec une nouvelle ardeur. Les chimiatres et les spagyrites en tenaient compte au même titre que les iatro-mécaniciens. On parlait bien de la *vis a tergo*, de l'action propre des artères ; mais les théories conservaient des traces d'humorisme ancien légèrement mélangées de solidisme.

(1) Qui recolit replicatque suum sæpissimus ictum ex vi contrahitur fragili fortique calore, cordis adoptivus vapor ut possit recreari sufficiens poscit spiramen mulcebris auræ, ne semel huic detur, quantus sibi convenit aer, vis oppressa negat, ergo perplexa rependit multiplici numero, quod jam peccavit in uno, crebraque defectum quanti repetito pensat.

Descensu saltum geminat caprinus in uno, more capræ saliens, quæ bis prius aera pulsat, quam semel in terram quærat defigere gressum : cedit in hac specie progressio prima secundæ. Hoc signo vasis substantia dura, rebellis, auræ vitalis vis imbecilla notatur, sensus hebes, sermo præceps, titubatio linguæ, quæ multis revoluta modis ut verba moveret mentis conceptum mutilata voce resolvit. (Egidius Corbolensis *Carmina medica*. Ed. Choulant. 1826).

Au XVIIIe siècle, on examinait longuement, minutieusement le pouls ; on discutait ses moindres variations, on les discutait trop.

Bordeu, l'esprit le plus original de son temps peut-être, a fait un livre sur le pouls, après en avoir fait un sur les crises. Les crises dominaient toute la pathologie, et un médecin qui savait son métier devait les prévoir toutes avec le pouls. On avait reproché durement à Asclépiades d'attacher une importance exagérée au pouls : et ce reproche était fondé, car il prétendait prévoir, au simple palper de la radiale, si une fièvre serait tierce ou quarte.

La sagacité de Bordeu, proverbiale chez les grands seigneurs et jusqu'à la cour, était plus merveilleuse encore. Elle a été consignée dans les chroniques du temps. Ce n'était plus de l'habileté, c'était une aptitude particulière, un privilège presque surnaturel de divination.

« Jacques prenait aussi la plume quelquefois, dit un des biographes de Bordeu ; nous apprenons par lui comment son frère, n'étant encore le médecin que des gens du duc de Chevreuse, a gagné de monter en grade dans la maison. Un matin, à l'improviste, on le fait monter chez Mlle de Chevreuse, en l'absence du médecin de confiance qui, la veille, a prescrit une saignée. Le remplaçant, au lieu d'exécuter servilement l'ordonnance, prend doucement le poignet du bras qui se découvre et refuse d'agir, en donnant ce motif : « La saignée ferait double emploi : mademoiselle va avoir une hémorragie. » — « Comment le savez-vous ? » demanda un témoin, le duc de Richelieu, qui croit à une gasconnade, tout en se laissant lui-même tâter le pouls. — « Comme je pressens, lui fut-il répondu, pour vous, monseigneur, la colique. » Le roué par excellence de rire, se fiant encore moins à ce pronostic qu'à l'autre. Mais le soir, à onze heures, le gascon, reconnu prophète, reçoit la visite de M. de Richelieu, qui vient payer un louis la consultation médicale de la matinée et convenir de ses torts, la tête découverte et en ces termes : « Vous n'aviez pas deviné moins juste pour » moi que pour Mlle de Chevreuse (1). »

Tout à coup la physiologie devient expérimentale. Les recherches de Legallois, de Magendie, etc., nous font connaître des lois nouvelles. Il faut, pour avancer dans cette voie, un arsenal nouveau, des appareils nouveaux.

Dès 1748, Stephan Hales avait essayé, au moyen d'un tube de verre introduit dans la carotide d'un cheval, d'enregistrer les mouvements de l'artère. Cette expérience passa inaperçue, parce qu'on n'en voyait pas encore clairement alors l'utilité.

En 1837, Hérisson en fit une semblable. Puis vinrent Vierordt, qui inventa le sphymomètre qui porte son nom ; puis M. Marey, avec le sphygmographe, etc.

Tous ces instruments ont rendu d'incontestables services dans les laboratoires. On a voulu les transporter dans la pratique, et peut-être en a-t-on abusé. Nous avons aujourd'hui une tendance trop grande, je dirai presque irrésistible, à emprunter aux physiciens et aux ingénieurs leurs procédés techniques. Grâce à eux, le médecin de l'avenir n'aurait plus rien de commun avec le consolateur d'Hippocrate, qui soulage

(1) *Notice sur Bordeu* : introduction à la réimpression des *Recherches sur l'histoire de la médecine*. — Paris, Masson, 1881.

souvent et guérit parfois. Assis devant une table chargée de courbes thermiques, de tracés sphygmographiques, de courtes notes sur l'amnanèse, il formulera son pronostic par une moyenne d'arithmétique, réglera son traitement sans se déplacer, sans voir son malade, à l'instar d'un général pointant sur la carte les mouvements de ses troupes. Nous sommes loin, heureusement, de cette époque, si tant est qu'elle arrive.

Dans tous les cas, l'introduction du sphygmographe en clinique n'a été ni une simplification ni un progrès, l'artère décrit ses mouvements, mais elle les décrit gauchement, et je passe sous silence toutes les circonstances qui peuvent compromettre la prise d'un tracé sphygmographique : agitation du malade, soubresaut des tendons, le moindre mouvement imprimé au lit, etc., etc. Avec un peu d'habitude, et de bonne volonté, notre propre doigt appliqué sur l'artère nous en apprendra plus que le tracé le mieux réussi.

En même temps que nous modifiions nos procédés de recherches, que nous perfectionnions nos instruments, on voyait surgir un peu de tous côtés des théories nouvelles sur l'action du cœur, sur la contractilité artérielle et la chaleur animale. Les recherches de Chossat sur l'inanition, encore classiques aujourd'hui, font époque. En protestant contre les applications hâtives des procédés de laboratoire à la pratique, nous n'avons nullement voulu incriminer ceux-ci.

« Le pouls (disons-nous dans un de nos meilleurs traités classiques de pathologie interne, après un résumé de la valeur pronostique des indications qu'il fournit) ne peut donner qu'une partie des indications que l'on recherche, et il est presque impossible de l'isoler des autres signes, comme le voulaient les Anciens, ce qui revient à dire que le pouls ne peut jamais être un symptôme pathognomonique. Or, nous avons déjà établi ailleurs que les seuls produits physiques ou chimiques appréciables au dehors pouvaient être considérés comme pathognomoniques : on en trouve ici une nouvelle preuve ; mais on doit reconnaître que le pouls, en servant à apprécier l'état des forces, peut fournir des renseignements utiles au pronostic et à la thérapeutique (1). »

Voilà où en est aujourd'hui la question.

(1) Hardy et Béhier, *Pathologie interne*, t. I, p. 489.

§ 2. — *De la température.*

Nous avons déjà dit que, dans la fièvre, les Anciens tenaient compte de la chaleur parfois au même titre que du pouls, mais il y avait une différence capitale entre les deux méthodes d'exploration. On pouvait exprimer numériquement les résultats fournis par la première. Sans doute les distinctions et les subdivisions galéniques prêtaient à l'arbitraire ; mais on avait une quantité constante, le nombre des pulsations frappées dans l'unité de temps.

Si nous laissons de côté les causes d'erreur tenant à la tradition, aux légendes physiologiques, qu'on ne réussit pas à détruire du premier coup, même avec la méthode expérimentale, nous nous expliquerons sans difficulté que la valeur sémiotique du pouls fût appréciée relativement bien lorsqu'on n'avait encore sur celle de la chaleur organique que des idées sans justesse ni précision.

C'est à partir du XVIIe siècle que les médecins ont commencé à en tenir compte, parce qu'à ce moment-là on a pu, pour la première fois, noter les températures observées autrement que par des termes dont les nuances variaient presque à l'infini. Faire l'histoire des essais multiples qui ont été entrepris dans ce sens, c'est faire celle de la thermométrie clinique des expériences relatives à la chaleur animale et aux échanges organiques ; cette histoire commence aux origines de la physique moderne.

A partir de Galilée, de Bacon, de Descartes, on aborde l'étude de la nature avec une hardiesse que les Anciens n'avaient pas connue. Au moyen âge, des hommes de génie avaient entrevu une partie des lois que l'on découvrit plus tard ; mais les résultats de leurs observations, consignés dans des compilations théologiques ou des sommes indigestes n'étaient accessibles qu'à un petit nombre de gens.

Peu convaincus de l'orthodoxie de Roger Bacon ou d'Albert-le-Grand, ne sachant pas au juste quelle limite séparait les sciences naturelles des sciences occultes, la physique de la magie, certains théologiens timorés n'eussent probablement pas hésité à brûler sans miséricorde tous les livres scientifiques, s'ils en eussent eu le pouvoir.

En l'année 1611, la chaire d'anatomie de l'Université de Padoue, récemment créée, fut confiée à un de ses anciens élèves, qui pratiquait depuis longtemps la médecine à Venise ; c'était un certain Santorio di Capo d'Istria, plus connu sous le nom de Sanctorius. Il avait alors 50 ans et il était renommé dans toute l'Italie pour son habileté et l'étendue de ses connaissances. C'était un médecin sans doute, mais un médecin d'une sorte particulière : il avait beau professer pour la tradition le plus profond respect, sa méthode et ses idées lui faisaient vite oublier ses modèles et elles reparaissaient au-dessous des aphorismes d'Hippocrate ou des canons d'Avicenne.

Comme Galilée, comme Torricelli, ses contemporains, Sanctorius était loin de la physique d'Aristote : c'était un expérimentateur de la nouvelle école ; il voulait que les médecins sussent appliquer les procédés de précision, qu'ils fissent servir les progrès scientifiques du temps à l'amélioration de la thérapeutique. Il a inventé un lit mécanique, un appareil pour donner des bains sans déplacer le malade ; il a découvert la perspiration cutanée, préconisé l'usage de la balance ; enfin essayé de mesurer la température. On ne saurait douter que les instruments dont il se servait ne fussent imparfaits sous tous les rapports. Pour ses thermomètres, il tirait partie de la dilatation de l'eau ; la construction était défectueuse ; on eût dit des thermoscopes de Rumford ou des thermomètres différentiels de Leslie, mal compris. Cette tentative nous paraît, malgré tout, intéressante à noter.

Boerhaave et ses élèves avaient élevé trop haut, peut-être, la gloire de Sanctorius ; nous avons trop oublié le côté original de son talent pour n'en voir que les ridicules. « Si la médecine statique était absolument vraie, dit Daremberg, s'il fallait s'astreindre à toutes ses exigences ; si elle était la seule voie de salut, l'univers devrait se résigner à passer sa vie dans une balance, et les hommes n'auraient pas d'autre occupation que de peser ce qui entre dans le corps et ce qui s'en échappe (1). » N'eût-il fait qu'entrevoir l'utilité de la thermométrie et tâché de l'introduire dans la pratique, Sanctorius mériterait encore la reconnaissance de la postérité, malgré les bizarreries de sa méthode.

(1) *Histoire des sciences médicales*, tome II.

Pendant le reste du XVIIe siècle, les premières ébauches thermographiques furent singulièrement perfectionnées : au lieu de se servir de l'eau, on employa le mercure, puis l'alcool. Ces instruments nouveaux étaient probablement utilisés par les médecins, car Boerhaave n'a que deux ligues sans explication ni commentaires au sujet du thermomètre : « C'est avec lui, dit-il, qu'on reconnaît la chaleur des corps, » et c'est tout. Cette simple citation semble indiquer que Boerhaave, et peut-être ses maîtres, s'en servaient souvent ; mais qu'ils n'attachaient qu'une faible importance aux renseignements obtenus.

Entre les mains de Borelli, au contraire, le thermomètre devient un auxiliaire indispensable de certaines recherches physiologiques.

Entre celles de van Swieten, le commentateur et l'élève le plus illustre de Boerhaave, il fut un instrument de pratique courante.

On croyait que le cœur était la source de la chaleur animale, que l'air introduit par la respiration dans le poumon n'avait d'autre utilité que de rafraîchir le sang. Borelli prouva expérimentalement qu'une telle manière de voir était fausse : « Pour savoir exactement le degré de chaleur du cœur, j'ai, dit-il, à Pise, ouvert la poitrine d'un cerf vivant, et j'y ai aussitôt introduit un thermomètre jusque dans le ventricule gauche du cœur, et je vis que le degré le plus élevé de la chaleur du cœur ne dépassait pas 40 degrés, c'est-à-dire le degré de chaleur du soleil en été. Et après avoir mesuré, avec de semblables thermomètres, le degré de chaleur du foie, des poumons et des intestins sur ce même cerf vivant, je vis que le cœur et les viscères avaient la même température. Ainsi le cœur n'est donc pas le principal foyer de la chaleur animale et n'a pas besoin, pour sa prétendue ardeur, d'être refroidi et ventilé (1). »

Voyons ce que disait van Swieten :

« La mesure la plus exacte de la chaleur est donnée par les thermomètres aujourd'hui très perfectionnés et portatifs, appelés du nom de leur premier inventeur Fahrenheit ; les meilleurs sont ceux qui contiennent du mercure, lequel est préférable à tout autre liquide. On commence, avec ce thermomètre, par marquer la température d'un homme sain, que l'on marque avec un index fixé à l'instrument ; puis ce point étant noté, si l'on fait tenir ce thermomètre dans la main du malade fiévreux ou qu'on le lui introduise dans la bouche, ou qu'on le lui applique sur la poitrine nue ou bien dans l'aisselle, pendant une durée de plusieurs minutes, on jugera, par la hauteur variable où montera le vif-argent, de combien la chaleur fébrile dépasse la chaleur naturelle, c'est-à-dire celle de la santé. Donc, on connaît ainsi la chaleur de l'extérieur du corps et celle de la bouche qui a une libre communication avec l'air extérieur. Ces températures sont toujours moins élevées que celles des parties intérieures du corps (2). »

« On croirait, dit Lorain après avoir cité ce passage, lire un ouvrage contemporain et un bon ouvrage. » Van Swieten a tiré du thermomètre tout le parti qu'on pouvait en tirer ; il a même signalé ce fait, depuis retrouvé par M. Gavarret, que la température s'élève au moment même du frisson.

(1) Lorain. *De motu animalium*, Ed. Leyde, 1710.
(2) *De la température du corps humain*, page 151.

Un autre élève de Boerhaave, appelé en Autriche par son condisciple van Swieten, un des fondateurs de cette ancienne école clinique de Vienne qui a rendu tant de services à la science et à la pratique, de Haen reprit et confirma les recherches de son compatriote. « J'ai, dit-il, institué l'an dernier des expériences qui montraient que l'homme dans le frisson de la mort conservait sa chaleur normale et que quelquefois dans le frisson fébrile la chaleur était au-dessus de la normale. »

Désormais la thermométrie avait acquis droit de cité dans le centre médical le plus important de l'Europe ; elle y resta cantonnée plus de cinquante ans.

A cette époque on connaissait cependant chez nous, mieux, peut-être, que nous ne les connaissons de nos jours, les travaux publiés à l'étranger. Le latin était encore la langue scientifique universelle et parmi les ouvrages que recommandait l'ancienne Faculté, on trouve à côté du *Synopsis* de Lieutaud, la *Ratio medendi* de Stoll et surtout les *Commentaires* de Swieten.

Les nosographes ont rendu certainement des services : leur dichotomie était savante et rationnelle et si leurs subdivisions étaient parfois artificielles, elles avaient l'avantage de fixer dans l'esprit des faits d'observation. « Sauvages n'a point ignoré l'usage du thermomètre appliqué à déterminer l'existence de la fièvre sinon à en graduer l'intensité ; mais il ne peut être compté parmi les auteurs qui ont fait progresser la médecine dans cette direction ; à peine connaissait-il ce qui, en d'autres pays, était professé sur cette partie si importante de la pathologie générale. » (Lorain.)

L'introduction de la thermométrie en Angleterre eut

un but plus pratique, un avantage plus immédiat; Hales et Douglas s'en servirent comme s'en était servi Borrelli pour ses recherches physiologiques.

L'application véritablement clinique fut faite par James Currie. Il a fallu pour l'admission de l'eau en thérapeutique que l'imagination populaire s'en mêlât, qu'une sorte de visionnaire la préconisât avec la hardiesse et la foi qu'un enthousiasme ignorant peut seul avoir. On ne saurait dire que Currie fit de l'hydrothérapie à moins qu'on ne prenne le mot dans sa signification la plus large ; mais il employait, dans un grand nombre de maladies fébriles, la réfrigération par l'eau. Ce traitement n'était pas prescrit d'inspiration et au hasard : Currie voulait au contraire lui donner des indications invariables : il prenait la température du malade dans l'état de pyrexie et il élevait les bains à un degré correspondant. Ce médecin avait construit des tables indiquant la chaleur des bains exigée pour chaque température.

Un Allemand, Siegmund Hahn ; employait le même traitement dans les mêmes cas.

Nous pourrions fixer en 1800 la fin de cet historique. Si nous avions voulu comme on le fait aujourd'hui le diviser en périodes, nous trouverions un intervalle de plus de 30 ans entre celle que nous venons de finir et celle qui la suivra. La chose paraît d'autant plus extraordinaire que les premières années du XIXe siècle furent pour l'école française une époque de travail opiniâtre et de progrès inattendus. C'est à ce moment que Laennec se préparait par une étude attentive des lésions à reconnaître leurs progrès pendant la vie ; que Legallois institua pour ainsi dire chez nous l'expérimentation sur les animaux ; que Bichat créait l'anatomie générale et traçait la voie aux micrographes. On ne trouve à peu près rien qui montre l'utilité du thermomètre.

En 1815, une thèse soutenue à Paris par Gentil parlait des variations physiologiques de la température. On ne s'en occupa guère. Il faut arriver à Bouillaud, qui, en 1837, l'avait prise régulièrement chez plus de trois cents malades ; à Piorry, à Brodie, qui l'a vue s'élever après la section de la moelle, pour voir la thermométrie prendre décidément chez nous place dans la clinique. Malgré sa précision et les services qu'elle était capable de rendre, on ne l'envisageait pas sans défiance. Chomel déclarait qu'on pouvait acquérir avec la main seule des renseignements beaucoup plus sûrs qu'avec le thermomètre.

En 1839, Gavarret publiait, dans le journal l'*Expérience*, un article rappelant ce fait, sur lequel de Haen avait tant insisté, que dans le frisson fébrile il y a en réalité augmentation de la température. Depuis lors, des recherches nouvelles du même auteur, et d'autres travaux de même ordre, firent] entrer la question dans une phase nouvelle.

« Andral, dit Wunderlich, que nous retrouvons partout et toujours à la tête du vrai mouvement scientifique de son temps, a aussi été le premier à reconnaître la valeur clinique de la thermométrie, et en 1841, dans son cours de pathologie générale, il a formulé un certain nombre de lois positives sur l'augmentation de la température dans les maladies. »

Les premiers essais de mensuration de la tempéature datent du commencement du XVIIe siècle ; ils passent inaperçus. Les élèves de Boerhaave transportent à Vienne la thermométrie et en tirent un parti sérieux. Plus tard, en Angleterre, Currie s'en sert pour régulariser une méthode thérapeutique nouvelle : le traitement de la fièvre par les bains. Puis le silence se fait et il faut arriver jusqu'en 1840 pour trouver une nouvelle renaissance, définitive cette fois.

C'est à partir de ce moment que parurent les *Recherches* d'Andral et Gavarret ; puis vinrent les *Recherches* de Roger sur la température chez les enfants (1), puis celles de John Davy sur la température des vieillards, puis celles de John Davy (2), puis les *Recherches expérimentales* de Demarquay (3), puis les *Observations de* Zimmermann (4), Peter Schmitz ; Traube Bærensprung ; enfin les *Traités généraux* de Wunderlich et Lorrain. Grâce à ces travaux, la thermométrie est devenue depuis 20 ans une méthode courante dont nous saurions difficilement nous passer aujourd'hui.

(1) *Archives générales de médecine*, 4e série, t. IV et IX.
(2) *Physiological Researches.*
(3) *Thèse de doctorat*, 1847.
(4) *Méd. Zeitung*, 1846 ; nos 30, 40.

§ 3. — *Des rapports du pouls et de la température en général.*

Que devenait à ces différentes époques l'étude du pouls ?

Nous l'avons déjà dit, l'importance attachée à l'un des facteurs faisait oublier, ou tout au moins fortement négliger l'autre. « C'est exclusivement au pouls que l'on reconnait la fièvre », avait dit Boerhaave. Swieten, mieux inspiré, essayait d'établir un rapport précis entre le pouls et la température : « Il semble, disait-il, que ce rapport soit tel que l'excédent de chaleur qui se montre avec un pouls doublé de vitesse, soit à l'excédent qui se montre avec un pouls triplé de vitesse dans le rapport de 1 à 2. »

On reconnait bien là les procédés de l'école de Leyde ; malheureusement, les maladies ne marchent point par progressions arithmétiques ou géométriques, et un simple cas suffit souvent pour donner tort à la formule la mieux conçue. De Haen allait plus loin que son collègue, il n'attachait presque aucune importance au pouls.

Dans les temps modernes, la question a été reprise avec de nouvelles observations.

En 1863, Wolf et Vierordt constataient le parallélisme des courbes du pouls et de la température normale (1). Liebermeister déclarait que la fréquence du pouls augmente proportionnellement à la température.

Thomas déclarait que le rapport restait constant seulement pour un même état du cœur et des vaisseaux.

« Très souvent, dit Wunderlich, il n'y a pas d'harmonie entre la température et la fréquence du pouls.

» On peut admettre que, dans les états fébriles des adultes, une température légèrement fébrile correspond en général à une fréquence du pouls représentée par 80, 90 pulsations ; une température plus pyrétique équivaut à 108, 120 pulsations. Ce dernier chiffre est dépassé dans les cas de températures hyperpyrétiques. Mais toutes ces évaluations n'ont qu'une valeur approximative. Chez les enfants et chez les individus faibles ou nerveux, les rapports sont tout différents et la fréquence du pouls est en général beaucoup plus considérable.

» Une fréquence du pouls légèrement amoindrie, proportionnellement à l'élévation de la température, peut être considérée comme un indice favorable ; elle révèle, en effet, le calme du système nerveux ; mais le pouls ralenti avec une température très haute dénote la présence de conditions particulières qu'il faut rechercher par d'autres voies. Ainsi, il peut y avoir : compression du cerveau, rétention des éléments biliaires dans le sang, action spéciale des médicaments qui ralentissent le pouls, etc., etc. »

(1) *Archives de Heilk*, IV, 1863, p. 371.

MM. Marey et Lorrain ont, de leur côté, noté que la fièvre agit non seulement sur le nombre, mais encore sur la force et la forme des pulsations.

« Chercher entre la chaleur et la fréquence du pouls un rapport absolu est un problème vain. Chaque individu a une fréquence de pulsations cardiaques tout à fait personnelle et une impressionnabilité aux divers agents extérieurs variable. »

Nous allons voir s'il n'est pas possible, en analysant minutieusement un certain nombre de cas, de préciser un peu les données de Wunderlich.

L'étude de la fièvre typhoïde nous a tenté à cause de sa fréquence. De plus, il nous a semblé que jusqu'alors on avait trop étudié séparément ou le pouls ou la température. Nous nous efforcerons donc de tirer quelques conclusions du rapport de ces deux facteurs.

CHAPITRE II

LE POULS ET LA TEMPÉRATURE DANS LA FIÈVRE TYPHOÏDE. RAPPORT DE LEURS COURBES. SA VALEUR PRONOSTIQUE.

« Le fait déterminant fondamental dans les cas de fièvre typhoïde mortelle de bonne heure, dit M. Jaccoud, c'est l'élévation colossale de la température ; la chaleur excessive du soir est d'autant plus périlleuse qu'elle n'est interrompue que par des rémissions à peine marquées ou même nulles. » Et plus loin le même auteur ajoute : Un peu plus tard, au début et dans le cours de la période de réparation, la mort peut être amenée, sans prédominance symptomatique spéciale, sans complication, par les seuls progrès de l'adynamie. Épuisé par l'atteinte du poison, le patient ne peut en réparer les effets ; consumé par la fièvre, asphyxié par un sang mal hématosé, il tombe bientôt dans un collapsus mortel (1). »

Cette citation résume assez bien les opinions de la plupart des cliniciens contemporains sur le mécanisme de la mort dans les cas de fièvre typhoïde dans lesquels elle n'est amenée par aucune complication. On ne

(1) *Pathologie interne*, t. II, p. 820.

voit pas trop quel rôle est réservé au système vasculaire en général et surtout au cœur ; leurs éléments anatomiques souffrent sans aucun doute comme tous ceux de l'économie, mais ils souffrent secondairement parce que le sang dont la composition est altérée ne leur fournit pas les matériaux nécessaires à leur nutrition ; ce qu'il y aurait de grave en pareil cas, ce serait surtout la dyscrasie. On comprend que la mensuration thermique ait seule une importance vraiment sérieuse, la réaction fébrile est la seule manifestation constante du trouble de la nutrition et des échanges organiques.

Au chapitre de l'anatomie pathologique. M. Jaccoud, qui avait commencé par établir que les lésions principales occupent les organes hématopoiétiques et ont pour conséquence une altération notable du sang, consacre seulement vers la fin deux lignes au cœur dont les éléments musculaires sont en dégénérescence granulo-graisseuse. Cette altération a paru à d'autres écrivains, à Liebermeister en particulier, de première importance. C'est à lui qu'il attribue tous les accidents de l'hypostase. L'altération du cœur et l'affaiblissement consécutif de son action tiendraient à la diminution de l'apport sanguin, et à l'exagération de la déchéance organique, que supportent tous les tissus ; elle est comparable à celles qui accompagnent les gangrènes et les processus nécrotiques.

Dès l'instant où l'on accorde une semblable attention au cœur, un examen scrupuleux de la circulation périphérique, de la dilatation artérielle par l'ondée sanguine devient indispensable : si la vie du malade est menacée par l'affaiblissement ou la paralysie cardiaque.

le pouls prend une valeur pronostique de premier ordre. Par contre-coup, celle de la température diminue. Aurions-nous une élévation vespérale à 41 ou même davantage, nous ne devons pas perdre l'espoir.

La fièvre, disait-on autrefois, est la réaction de l'économie contre une matière nocive dont elle veut se débarrasser. Tant que la circulation est normale, que les organes essentiels à la vie s'acquittent de leur tâche, rien n'est perdu ; si au contraire le cœur est obligé de multiplier ses battements pour suffire imparfaitement à la tâche, si les artères se laissent distendre sans réagir autrement que par l'élasticité de leurs tuniques, c'est là un triste signe.

« Je considère comme du plus mauvais augure, dit Griesinger, une fréquence considérable du pouls s'accompagnant d'une pulsation pleine, rapide et d'une grande vacuité du vaisseau (1). » Un pouls d'une fréquence persistante avec une diarrhée rebelle est d'après M. Harley un symptôme d'une extrême gravité (2).

Liebermeister qui s'est plus occupé du pouls avec la plupart des auteurs qui ont traité de la fièvre typhoïde, essaye de fixer avec plus de précision sa valeur sémiotique et de donner les raisons sur lesquelles s'appuie son opinion.

« Dans le typhus abdominal comme dans la plupart des autres maladies fébriles, la fréquence du pouls dépend principalement de l'élévation de la température. Il marche parallèlement à la température comme on peut

(1) *Traité des maladies infectieuses.*

(2) *Enteric or typhoide fever in. Reynolds system of medecin*, t. I, p. 417.

s'en convaincre en prenant un grand nombre de cas ; dans la première semaine, il augmente peu à peu, il reste au même niveau puis il descend au-dessous de la normale pendant la quatrième semaine. Les oscillations journalières correspondent généralement à des oscillations de la température ; le matin, le pouls est plus fréquent que le soir. L'augmentation de fréquence est relativement moindre tandis qu'il n'existe pas d'affaiblissement du cœur, que dans les autres affections fébriles ; on trouve quelques cas dans lesquels, malgré l'élévation de la température, cette fréquence est normale ou à peu près. Ce fait est connu depuis longtemps de certains médecins qui lui ont même attaché une valeur diagnostique. Tant que le cœur a toute sa force, le pouls ne dépasse pas facilement 110, et dans bien des cas la maladie suit son cours sans qu'il s'élève au delà de 100.

Il est impossible de dire aujourd'hui si cette faible fréquence tient à ce que l'élévation de la température est plus lente que dans les autres pyrexies, ou bien à ce que le poison typhique exerce une action directe sur le pouls. Cette dernière opinion trouve un appui sérieux dans ce fait que dans les formes légères avec peu ou point de fièvre, la fréquence du pouls est souvent pendant longtemps moindre qu'à l'état normal ; elle peut être augmentée sous l'influence de causes presque insignifiantes ; il suffit par exemple de lever une ou deux fois le malade pour que le nombre des pulsations s'élève à 120 par minute.

Quand la fièvre dure longtemps, le cœur s'affaiblit et le pouls devient plus fréquent. Lorsque sans cause connue il s'élève à 120 ou au delà et y persiste chez un adulte, c'est un symptôme extrêmement grave. Cette élévation correspond habituellement à un début de paralysie cardiaque.

On doit observer relativement aux qualités du pouls que quand la fièvre dure depuis un certain temps, les artères paraissent molles et flasques, faciles à déprimer; cela dépend d'une sorte d'affaissement de leur tunique musculeuse. Le dicrotisme est perceptible même pour un doigt peu exercé. J'ai vu souvent les gardes compter un nombre de pulsations double de celui qui existait en réalité dans ces cas. L'élévation de la paroi artérielle par la vague sanguine est très prononcée tant que le cœur est intact, grâce aux suites du ramollissement de la musculature. Plus la faiblesse du cœur augmente, plus le pouls devient petit, faible et mou ; à la longue il est parfois tout à fait imperceptible. L'irrégularité s'accuse, à mesure que la faiblesse cardiaque augmente ; parfois la fréquence diminue sans que les contractions du cœur soient plus fortes. C'est par affaiblissement ou paralysie de cet organe que meurent la plupart des malades qui succombent au moment de l'acmé de la maladie sans complications déterminées.

Lorsque le cœur est très affaibli, la diminution de la circulation se manifeste encore par d'autres phénomènes : la réplétion exagérée du système veineux a pour conséquence la cyanose ; la vacuité relative du système artériel a pour conséquence une diminution de l'excrétion urinaire ; survient alors l'hypostase avec hyperémie, œdème, et splénisation des parties déclives du poumon.

Le complexus symptomatique appelé collapsus dépend essentiellement d'un affaiblissement de l'action du cœur. Dans le typhus abdominal il peut être appelé de plusieurs manières, et d'autant plus aisément que l'énergie du cœur était moindre ; par exemple à la suite d'une hémorragie du choc qui suit une perforation intestinale, ou une autre lésion grave. Une diarrhée profuse, des vomissements peuvent produire le collapsus ; parfois il arrive spontanément. Une diarrhée profuse, des vomissements abondants, un abaissement de température spontané ou consécutif à l'administration d'un médicament peuvent faire disparaître spontanément l'excitation qu'exerce sur le cœur une haute température habituelle et diminuer son action. Le collapsus peut être déterminé chez les malades et les convalescents par des circonstances qui agissent également chez des gens bien portants ; un mouvement et surtout un brusque changement de position le produisent par suite d'une anémie cérébrale momentanée. L'élévation thermique donne parfois des renseignements d'une grande valeur sans doute, mais *le pouls est la véritable clef du pronostic ;* un malade dont la température est élevée peut guérir, si le pouls reste bon ; un malade qui a de 130 à 150 pulsations par minute tous les soirs sans qu'aucune cause actuelle explique ce symptôme insolite, est presque certainement un malade perdu quand même (1). »

Qu'y a-t-il de vrai ou de hasardé dans les opinions de Liebermeister, c'est ce que l'expérience seule peut nous apprendre. Ce qu'il y a de certain, c'est que nous sommes aujourd'hui en présence de deux écoles cliniques

(1) *Abdominal typhus in Ziemssen's Handb. II. Bd.*, 1re *Th.* p. 87 et suiv.

à vues et à théories toutes différentes. Pour l'une, dont M. le professeur Jaccoud est le représentant le plus autorisé chez nous, la température est tout, les mouvements artériels ne sauraient nous fournir que des renseignements complémentaires. Pour l'autre, le cas est toujours grave si le pouls est à plus de 120, quand même le thermomètre ne s'élèverait pas au delà de 39.

C'est l'opinion de M. Hardy ; c'est elle que nous essayerons de démontrer dans les pages qui vont suivre ; sans doute, nous n'avons pas une collection de faits telle que toute contradiction s'arrête devant l'imposante autorité du nombre ; nous en avons pourtant assez pour voir se reproduire les mêmes phénomènes avec une constance et une régularité remarquables ; de plus, nos observations ont été recueillies sans idées préconçues et sans parti pris.

On pourrait dire que nous sommes tombé sur des cas anormaux, sur quelqu'une de ces séries bizarres. qu'on rencontre quelquefois en pathologie et qui tendent à faire prendre pour une règle ce qui n'est qu'une rare exception. Nous avons prévu cette objection et pour éliminer tout ce qui pourrait tenir aux circonstances de milieu, à la constitution médicale régnante, nous avons ajouté à la série des 11 faits observés dans le service de M. Hardy, une seconde série recueillie à l'hôpital militaire de Lyon, et une troisième venant du service de M. Gallard à l'Hôtel-Dieu.

Nous allons donner dès maintenant la première série.

Obs. I. — (*Première série.*)

Fayet, Théodore, garçon boucher, âgé de 19 ans, entré le 26 novembre 1882, salle Saint-Charles, n° 24, service de M. le professeur Hardy.

Antécédents. — Ce malade à son entrée à l'hôpital est dans un état demi comateux qui ne lui permet pas de donner de renseignements.

Les parents consultés disent qu'il est malade depuis une quinzaine de jours environ, mais que son état aurait empiré depuis six jours, il serait survenu de l'agitation, du délire, le malade veut se lever, ne répond pas aux questions qu'on lui pose, en un mot bat la campagne.

État actuel. — Facies prostré, hébétude complète. Décubitus dorsal. Diarrhée. Agitation. Taches rosées en abondance. Albumine et indican dans l'urine. Pouls dicrote, mais peu fréquent, 72 pulsations. Température élevée : 40°,5.

Traitement. — Bouillon, limonade vineuse, deux lavements froids par jour.

Même état du pouls les jours suivants, il oscille entre 70 et 80 pulsations, alors que le délire persiste et que la température reste élevée, variant entre 40° et 40°,5. Malgré les symptômes généraux, en raison du peu de fréquence du pouls, M. Hardy porte un pronostic favorable.

En effet, à partir du 1er décembre la température s'abaisse progressivement et le 8 au matin elle n'atteignait que 37°.7.

Le pouls oscille pendant cette période entre 60 et 70.

10 *décembre au soir.* — Le malade est pris dans l'après-midi de frissons, de sueurs ; la température s'élève à 40°,2. Le malade affirme n'avoir fait aucune imprudence. Le pouls est de nouveau très sensiblement dicrote.

11 *décembre.* — Le malade n'a pas dormi, il est abattu et accuse une prostration générale.

13 *décembre.* — Il se plaint de douleurs assez vives dans la hanche et le côté gauche : on ne perçoit rien ni à la percussion, ni à l'auscultation.

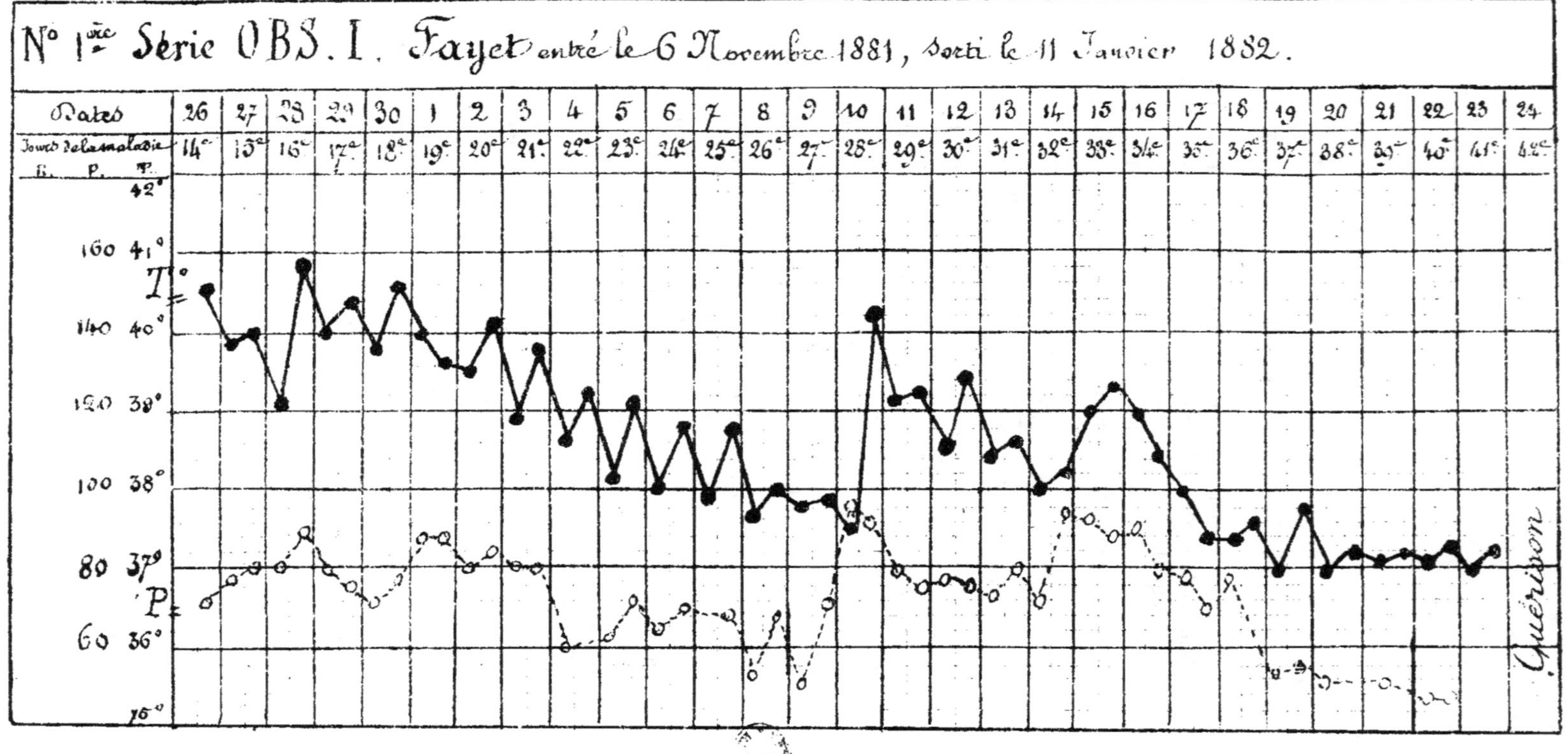
N° 1re Série OBS. I. Fayet entré le 6 Novembre 1881, sorti le 11 Janvier 1882.
Dates
26 27 28 29 30 1 2 3 4 5 6 7 8 9 10 11 12 13 14 15 16 17 18 19 20 21 22 23 24
Jours de la maladie
14e 15e 16e 17e 18e 19e 20e 21e 22e 23e 24e 25e 26e 27e 28e 29e 30e 31e 32e 33e 34e 35e 36e 37e 38e 39e 40e 41e 42e
R. P. T.
42°
160 41°
140 40°
120 39°
100 38°
80 37°
60 36°
T°
P
Guérison

N° 1ère Série. Obs. II. Vignot 30 ans. Entré 18 Janvier. sorti guéri le 13 Mars.

Dates Janvier	18	19	20	21	22	23	24	25	26	27	28	29	30	31	1	2	3	4	5	6	7	8	9	10	11
Jours de la maladie	12e m. s	13e	14e	15e	16e	17e	18e	19e	20e	21e	22e	23e	24e	25e	26e	27e	28e	29e	30e	31e	32e	33e	34e	35e	36e

R. P. T.

42°

160. 41°

140, 40°

120, 39°

T. =

100. 38°

80 37°

P =

60 36°

Guérison

La rate est toujours grosse et perceptible sur une étendue de 4 travers de doigts environ.

Pensant à une névralgie intercostale, on applique sur le point douloureux un sinapisme Rigollot.

Néanmoins un nouvel examen fait constater une légère diminution du murmure véniculaire à la base gauche et une légère submatité.

16 *décembre*. — A droite, on entend la respiration jusqu'en bas. A gauche, matité dans le quart inférieur. Dans les mêmes points on n'entend pas la respiration. Légère égophonie, mais pas de souffle.

17 *décembre*. — La douleur du côté gauche a disparu. Toux légère sans expectoration. Submatité au quart inférieur gauche. Vibrations thoraciques conservées. La respiration s'entend dans toute l'étendue du poumon. Nous n'avons donc eu affaire qu'à une pleurite légère ou à une simple pleurodynie.

Pendant cette période, la température, qui, le 10 décembre, s'était élevée à 40°,2, s'est graduellement abaissée, pour retomber le 17 à 37°,5. Le pouls a oscillé entre 78 et 90 pulsations.

18 *décembre*. — A partir de ce moment, le malade est entré en convalescence ; la température n'a pas dépassé 37°,5, elle s'est même pendant quelque temps abaissée à 37°. Le pouls quoique toujours dicrote avait peu de fréquence ; il est même descendu à 50 pulsations à la suite de deux épistaxis assez abondantes pour remonter le 2 janvier à la normale.

Enfin le malade après avoir eu de temps à autre quelques douleurs vagues dans les membres sort absolument guéri le 11 janvier 1882 après un séjour à l'hôpital de 46 jours.

Obs. II. — *(Première série.)*

Fièvre typhoïde à forme atonique. — Rechutes. — Hémorragies intestinales. — Non-parallélisme des deux courbes. — Guérison.

Vignot, Ernest, tonnelier, âgé de 30 ans, entre le 18 janvier 1882, salle Saint-Charles, n° 20, service de M. le professeur Hardy.

Cet homme est à Paris depuis 3 ans. Il a eu la variole au mois de juin dernier. Quelques excès alcooliques.

Il est souffrant depuis 12 jours. Deux jours avant son entrée, on lui administre un ipéca et depuis ce moment il fut pris d'une diarrhée abondante. A partir de cette époque le malade a de la céphalalgie et de la surdité. Il dort peu, mais n'est pas très agité. Pas d'épistaxis. Pas de vomissements. L'appétit est nul, la bouche est amère et mauvaise. Diarrhée intense : quinze selles par jour. Toux légère.

État actuel. — La langue est couverte d'un enduit saburral, elle est rouge à la pointe et sur les bords, mais n'est point sèche. Le ventre n'est pas ballonné, gargouillement dans la fosse iliaque droite. Quelques taches rosées bien caractérisées et visibles sur le ventre et la partie inférieure du dos. — Rate peu développée. — Point de râles dans la poitrine. Notable quantité d'indican dans les urines. Exagération du réflexe rotulien. Épilepsie spinale très marquée.

Température : 38°,6. Pouls : 75.

19 *janvier*. — Même état.

T : 40°,1. P : 90.

Potion extrait de quinquina et alcool. Tisane de riz.

20 *janvier*. — Diarrhée très abondante.

T : 40°,2. P : 80.

Potion avec V gouttes de laudanum.

3 lavements froids contenant chacun : laudanum V gouttes.

Potion : extrait de quinquina 4 gr., rhum 30 gr.

20 *janvier soir*. — Facies inerte. Pas de délire. On note un tremblement persistant de la langue et des mains. Ventre non ballonné, ni douloureux. Rien dans les poumons.

Urine d'un jaune intense ; il y a un disque prononcé d'acide urique par l'acide nitrique.

27 *janvier*. — La température remonte à 39°. Cette ascension est due à une rechute ; mais l'état général est satisfaisant.

4 *février*. — Rien à noter dans l'état général. Pour la température voir la courbe.

7 *février soir*. — Soubresaut des tendons.

8 *février*. — Langue humide, ventre ballonné pendant la nuit.

N° 1ère Série. Obs. III Dubouloz 19 ans

Dates Avril	12	13	14	15	16	17	18	19	20	21	22	
Jours de maladie	14e m. s	15e	16e	17e	18e	19e	20e	21e	22e	23e	24e	

R. P. T.

T° =

120 39°

100 38°

80 37 P =

60. 36°

35°

Guérison

A midi, hémorragie intestinale assez abondante pour nécessiter un lavement froid avec quelques gouttes de perchlorure de fer.

9 *février*. — Météorisme.

10 *février*. — Hémorragie intestinale de 500 grammes environ ; langue sèche, vernissée, abattement, soubresaut des tendons, délire la nuit, ventre affaissé, pâleur générale des téguments.

10 *soir*. — Langue sèche et tremblante, gencives noirâtres, sueurs abondantes. Tremblement très marqué continuel des mains.

12 *février*. — Pas d'hémorragie, état général meilleur.

17 *février*. — État général excellent. Deux potages. La convalescence ne présente rien de particulier et le malade sort guéri le 19 mars 1882. Le traitement général a consisté en deux lavements froids par jour, et une potion, avec extrait de quinquina 4 gr. ; alcool 30 grammes ; comme boisson, limonade vineuse.

Obs. III. — (*Première série.*)

Dubouloz, Alexandre, homme de peine, âgé de 19 ans, entre le 12 avril 1882, salle Saint-Charles, n° 20.

Antécédents. — Cet homme a toujours joui d'une bonne santé, n'a jamais fait de maladie grave, il est grand et robuste. Il habite Paris depuis deux ans.

Depuis huit jours éprouve une faiblesse qui va en augmentant. Il accuse des douleurs dans les deux jambes, de la courbature, de la céphalalgie. Pas de bourdonnements d'oreille. Rêvasseries. Soif vive. Langue rouge à la pointe. Il y a eu un peu de constipation.

Ventre légèrement ballonné, un peu douloureux ; pas de gargouillement.

On constate sur l'abdomen quelques taches rosées très peu nombreuses.

Myodème très marqué au biceps.

Réflexe tendineux un peu exagéré.

Rate hypertrophiée.

Légère douleur à la gorge provoquée par un peu de rougeur à ce niveau.

Poumons : sonorité normale. Rien à l'auscultation.

Cœur : léger souffle anémique.

Urines. Pas d'albumine ; un peu d'indican.

Traitement. — Diète, bouillon, potion alcoolique. Purgatif.

13 *avril.* — Facies légèrement prostré. Lèvres un peu sèches. Langue sèche, rouge sur les bords et à la pointe. Soif vive. Céphalalgie.

Le malade tousse un peu et expectore des crachats opaques, abondants, mais sans caractères particuliers.

Rien aux poumons ni au cœur.

Gargouillement dans la fosse iliaque droite et par la pression on provoque une légère douleur. Ventre légèrement tendu.

17 *avril.* — Amélioration qui se continue les jours suivants.

Le malade est en convalescence et sort guéri le 24 juillet 1882.

Obs. IV. — (*Première série.*)

Gonin, Louis, âgé de 20 ans, entre le 6 avril 1882 à la Charité, salle Saint-Charles, n° 16, service de M. le professeur Hardy.

Antécédents. — Habite Paris depuis 4 mois, a eu la rougeole. Sujet aux embarras gastriques. Fluxion de poitrine à l'âge de 6 ans.

A eu un embarras gastrique il y a un mois. Après deux purgatifs, il se rétablit en quelques jours.

Malade depuis 6 jours et garde le lit depuis 4 jours. Lassitude générale et très grande douleur dans les membres. Céphalalgie très intense le soir ; frissons répétés, fièvre. Perte d'appétit dès le début. Pas d'épistaxis. Le malade dort, mais son sommeil est fréquemment interrompu.

Pas de vertige ; pas de bourdonnements d'oreilles ; pas de vomissements, pas de constipation.

Traitement. — On prescrivit le 3e jour un vomitif et un purgatif. Nouveau purgatif le 4e jour. La diarrhée ne survient que le 5e et le 6e jour. C'est dans cet état qu'il entre à l'hôpital.

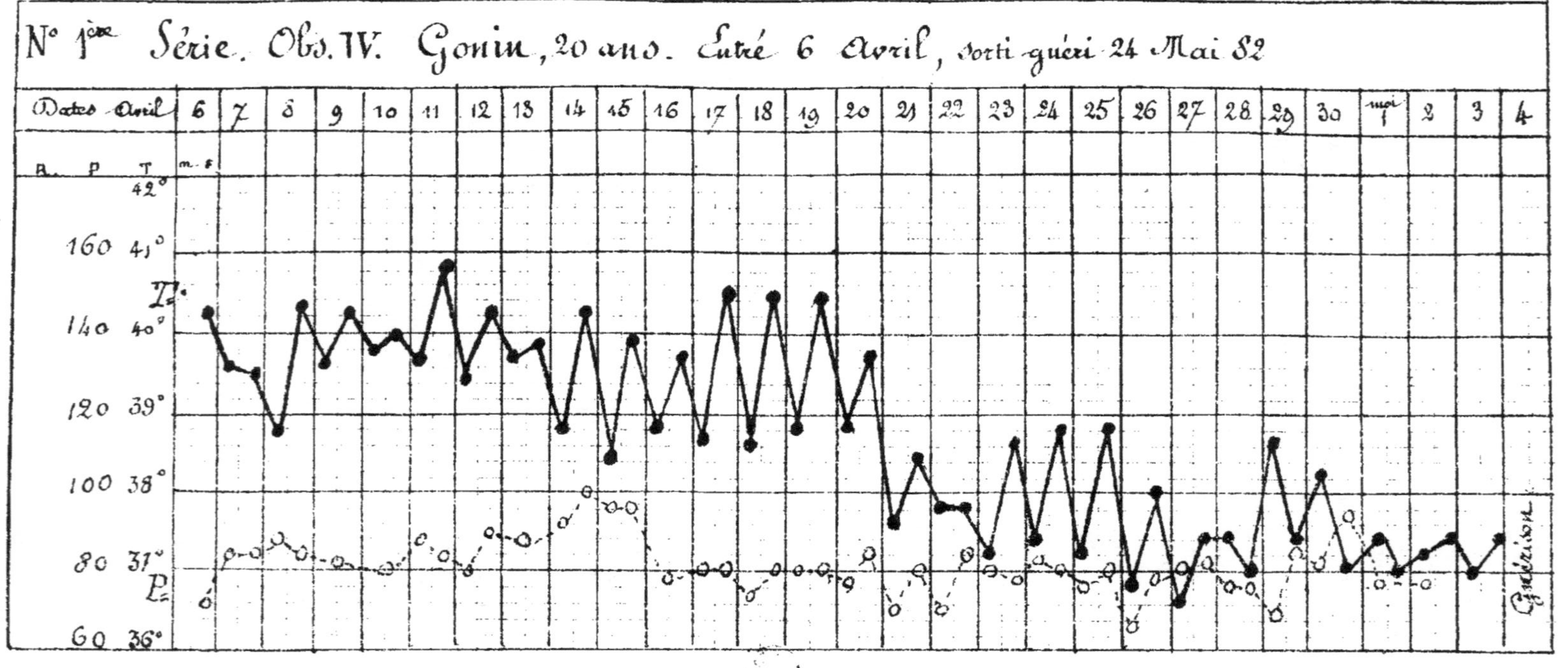
N° 1ère Série. Obs. IV. Gonin, 20 ans. Entré 6 Avril, sorti guéri 24 Mai 82
Dates Avril
6 7 8 9 10 11 12 13 14 15 16 17 18 19 20 21 22 23 24 25 26 27 28 29 30
mai 1 2 3 4
R. P T
m. s
42°
160 41°
T.
140 40°
120 39°
100 38°
80 37°
P.
60 36°
Guérison

Etat actuel. — Facies abattu, mais pas très prostré. Répond bien aux questions posées.

Langue saburrale, rouge à la pointe et sur les bords, légèrement humide. Bouche amère, haleine fétide, soif vive ; ventre souple ; léger gargouillement dans la fosse iliaque droite.

Douleur à ce niveau à la pression.

Pas de taches rosées.

Pas de diarrhée.

La rate se perçoit sur une étendue d'environ trois centimètres.

Poumon : pas de toux ; mais quelques râles sibilants disséminés dans toute la poitrine.

Urines. Pas d'albumine. Beaucoup d'indican.

Temp. : 40°, 4. Pouls 72.

7 *avril.* — Facies plus prostré. La diarrhée est survenue à la suite du purgatif.

Râles sibilants disséminés.

8 *avril.* — Apparition des taches rosées lenticulaires.

Râles sibilants. Pas d'insomnie. 2 selles liquides.

On prescrit deux lavements froids par jour.

10 *avril.* — Même état : la tempe oscille entre 39°,5 et 40°,4. Pouls 84. La rate est plus volumineuse : 5 centimètres environ. Le ventre est légèrement ballonné ; gargouillement.

Râles sibilants nombreux. Toux légère et expectoration peu abondante.

Traitement. — Lavements froids. Potion : extrait de quinquina, 4 grammes.

12 *avril.* — Langue saburrale, sèche, fuligineuse. Facies prostré. Les réponses sont plus lentes. Plus de céphalalgie. Dort un peu la nuit. Ventre ballonné. Taches. Gargouillement. 4 selles en 24 heures. Quelques râles sibilants dans la poitrine.

16 *avril.* — Même état, rien d'anormal. Les jours suivants la température oscille entre 39°,6 et 40°,2. Mais le pouls reste à 50 et le malade jusqu'à la fin de sa maladie n'a rien présenté de particulier.

Il sort guéri le 24 mai 1882.

Obs. V. — *(Première série.)*

Salavert, Jean, âgé de 30 ans, garçon épicier ; entré le 30 novembre 1881, salle Saint-Charles, n° 2 (Charité).

Le malade habite Paris depuis 6 mois ; il se présente le 30 novembre dans l'état suivant :

Malade robuste, bien musclé, visage un peu hébété, embonpoint notable, rien de particulier sur le corps.

Céphalalgie fronto-pariétale assez intense, pas de bourdonnements d'oreille, pas d'étourdissements, pas de troubles de la vue.

Tube digestif. — Rien de particulier, langue humide, rouge à la pointe et sur les bords, blanchâtre au milieu. On n'observe ni douleurs de ventre, ni diarrhée, ni constipation, ni vomissements ; appétit diminué, pas de gargouillement, pas d'épistaxis, rien du côté de la poitrine. Gonflement assez considérable des genoux beaucoup plus marqué à gauche, sans chaleur ni rougeur. Le genou droit contient une assez grande quantité de liquide ; il y en a peu dans le genou gauche ; mouvements possibles, mais douloureux, douleurs vagues dans les épaules. Pas de taches rosées. Température vespérale 39°4, pouls 96. Rate normale ; rien dans les urines. Indican. Rien au cœur.

Diagnostic. — Les manifestations rhumatismales n'étant pas en rapport avec la fièvre, il y a autre chose que du rhumatisme subaigu.

1er *décembre.* — Même état sauf que les douleurs dans les épaules ont un peu augmenté, T. M. 39. — Pouls 100. — T. S. 39. — Pouls 100.

2 *décembre.* — Même état ; épistaxis légère, T. M. 38°,8. — Pouls 116. — T. S. 39°,2. — Pouls 108.

3 *décembre.* — La céphalalgie augmente. Bourdonnements et sifflements dans les oreilles, un peu de gargouillement dans la fosse iliaque droite, pas de taches rosées ; augmentation sensible de la rate à la percussion. Pas de diarrhée, pas de douleurs dans le ventre. Insomnie. T. M. 38°8.— T. S. 39°,6. Urines légèrement albumineuses.

La quantité d'indican a augmenté.

N° 1ère Série. Obs. V. Salaverry 30 ans 1882

Dates Novembre	30	Décembre 1	2	3	4	5	6	7	8	9	10	11	12	13	14	15	16	17	18	19	20
Jours de maladie	2e	3e	4e	5e	6e	7e	8e	9e	10e	11e	12e	13e	14e	15e	16e	17e	18e	19e	20e	21e	22e

R	T
	42°
160	41°
140	40°
120	39°
100	38°
80	37°
60	36°

T =

P =

Guérison

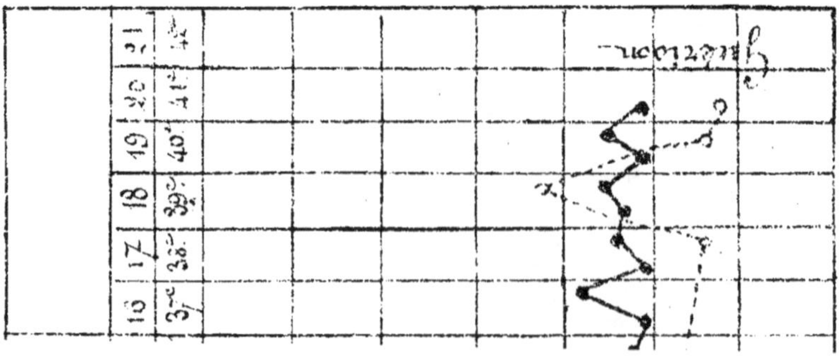

16	17	18	19	20	21
37°	38°	39°	40°	41°	42°

Guérison

Nº 1ère Série. Obs. VI. Gally, 17 ans, 1882.

Dates Mars	22	23	24	25	26	27	28	29	30	31	avril 1	2	3	4	5	6	7	8	9	10	11	12	13	14	15	16	17	18	19	20	21
Jours de maladie	12e m. s.	13e	14e	15e	16e	17e	18e	19e	20e	21e	22e	23e	24e	25e	26e	27e	28e	29e	30e	31e	32e	33e	34e	35e	36e	37e	38e	39e	40e	41e	42e

R. P. T.

160 · 140 · 120 · 100 · 80 · 60

42° · 41° · 40° · 39° · 38° · 37° · 36° · 35°

Tre

P.

Guérison

4 *décembre.* — Le malade a rendu un lombric.

5, 6, 7 *décembre.* — Rien de particulier ; même prostration ; la température reste élevée.

8 *décembre.* — Apparition de taches rosées. La céphalalgie diminue ; pas de diarrhée.

9 *décembre.* — Le malade dort bien la nuit. Pouls dicrote, plein, peu rapide, régulier ; la prostration diminue ; la langue rouge sur les bords est humide, léger état saburral, les lèvres sont un peu sèches.

10 *décembre.* — La céphalalgie a presque disparu, le sommeil est bon. Épistaxis dans la nuit. Langue rouge sur les bords ; lèvres un peu sèches. Les taches rosées sont très évidentes. La rate est hypertrophiée (4 travers de doigt).

Sort guéri le 4 janvier 1882.

Obs. VI. — (*Première série.*)

Gally, Jean, garçon de magasin, âgé de 18 ans, entre à la Charité, salle Saint-Charles, n° 3, service de M. le professeur Hardy, le 22 mars 1882.

Antécédents. — Père mort à 45 ans. Mère bien portante. N'a jamais été malade. Habite Paris depuis 2 ans 1/2.

Début. — Il est malade depuis une quinzaine de jours. Son indisposition a commencé par des douleurs très vives à la nuque, ayant duré 5 ou 6 jours. En même temps céphalalgie assez vive, surtout dans la région frontale.

Deux ou trois jours après, étourdissements, vertiges, le malade est même tombé. Éblouissements.

Diarrhée assez abondante (trois ou quatre selles par jour, jaunes et liquides) ayant commencé trois ou quatre jours après le début de l'affection.

Pas d'épistaxis. Pas de troubles de l'ouïe, si ce n'est les bourdonnements.

État actuel. — Céphalalgie violente. Étourdissements, vertiges, éblouissements. Abattement considérable. Insomnie.

Langue un peu saburrale au centre, rouge à la pointe et sur les bords, humide. Narines et lèvres sèches, fuligineuses. Hyperesthésie générale.

Douleur vive dans la fosse iliaque droite, mais pas de gargouillement.

Taches rosées lenticulaires très nombreuses, répandues sur la partie antérieure de l'abdomen et du thorax. C'est une véritable éruption.

Rate très hypertrophiée.

Poumons : Râles sibilants très nombreux en avant et en arrière.

Rien au cœur, ni au foie.

En pinçant fortement le biceps, on constate de la myodinie.

23 *mars*. — Même état que la veille.

Traitement : 20 ventouses sèches sur la poitrine. Un lavement froid matin et soir.

24 *mars*. — Une seule garde-robe non liquide. Gargouillement dans la fosse iliaque droite. Abattement moins considérable.

25 *mars*. — Langue un peu collante, sans enduit, rouge à la pointe et sur les bords. Moins de râles dans la poitrine que les jours précédents.

25 *mars, soir*. — Face pâle, abattement. Coloration rosée des lèvres. État pulvérulent des narines. Céphalalgie vive, insomnie.

Sensation douloureuse au niveau de la poitrine.

Langue fébrile, appétit léger, soif vive, pas de vomissements. Cessation de la diarrhée depuis deux jours ; ne va à la selle qu'après les lavements.

Les taches disséminées sur le corps pâlissent.

Aplatissement du ventre qui est douloureux au niveau des fosses iliaques.

Toux légère, pas d'expectoration.

Râles sibilants disséminés dans la poitrine.

Pouls 80. Temp. 38°,9.

27 *mars*. — La température s'abaisse. On entend encore quelques râles sibilants surtout à droite.

29 *mars*. — Mieux sensible. Le malade a bien dormi, mais accuse encore des douleurs vives dans la tête.

1er *avril*. — Abattement moins grand. La céphalalgie persiste.

2 *avril*. — Grande amélioration. On n'entend plus rien dans la poitrine.

N° 1ère Série. Obs. VII. Edel, 16 ans. 1882.

Dates Mars	29	30	31	Avril 1	2	3	4	5	6	7	8	9	10	11	12	13	14	15	16	17	18	19	20	21
Jours de Maladie	10e m. s	11e	12e	13e	14e	15e	16e	17e	18e	19e	20e	21e	22e	23e	24e	25e	26e	27e	28e	29e	30e	31e	32e	33e

P.	T.
	42°
160	41°
140	40
120	39°
100	38°
30	37°
60	36°
40	35°

T.
P.

Guetison

3 *avril.* — Pas de diarrhée, au contraire plutôt constipation légère. On perçoit dans la fosse iliaque une sorte d'empâtement. Pas d'albumine dans l'urine, beaucoup d'indican.

Un verre d'eau de Sedlitz.

4 *avril.* — N'a eu qu'une garde-robe.

6 *avril.* — Plus de céphalalgie, ni d'hyperesthésie. Quelques coliques passagères. Le malade demande à manger. Il entre en pleine convalescence et part pour Vincennes le 26 avril.

Obs. VII. — (*Première série.*)

Edel, Emile, garçon de magasin, âgé de 16 ans, entre à la Charité, salle Saint-Charles, n° 4, service de M. le professeur Hardy, le 29 mars 1882.

Antécédents. — Nuls. Habite Paris depuis 15 mois. Ce garçon est malade depuis 10 jours. Céphalalgie intense, bourdonnements d'oreilles. Pas d'épistaxis. Peu de diarrhée, deux selles seulement par jour.

État actuel. — Soif intense. Prostration assez considérable. Indifférent à ce qui l'entoure. Décubitus dorsal. Deux selles dans la journée.

L'abdomen est souple, très légèrement ballonné. La fosse iliaque droite n'est pas douloureuse, pas de gargouillement.

On constate sur la partie antérieure et sur les côtés du thorax des taches rosées lenticulaires (maculo-papules) disparaissant sous le doigt pour reparaître lorsqu'on cesse la pression. On en rencontre également beaucoup dans le dos.

La rate est hypertrophiée.

Exagération du réflexe tendineux rotulien.

Myodinie prononcée.

Poumons : Sonorité partout. En arrière, râles sibilants disséminés dans les deux poumons.

Langue sèche, rouge. Inappétence.

Abattement, prostration, hébétude.

Temp. : 41°. Pouls : 96 pulsations.

1er *avril.* — Le malade n'a pas eu de délire. Pouls : 100. Lèvres sèches. Figure sans expression. Décubitus dorsal. Le ventre est ballonné. La veille on avait nettement perçu le gargouillement dans la fosse iliaque.

La percussion de la rate révèle peu de matité ; à peine peut-on la limiter.

Dans toute l'étendue de la poitrine on trouve des râles sibilants disséminés et des râles sous-crépitants nombreux.

La circulation capillaire ne se fait pas très bien, le malade est un peu cyanosé.

Peu de céphalalgie.

Diarrhée abondante.

2 *avril*. — Langue un peu fuligineuse vers la partie moyenne. Refroidissement des extrémités. Râles sous-crépitants très nombreux à la base droite.

Traitement. — Lavement froid matin et soir. Vésicatoire à la base du poumon droit. Potion avec extrait mou de quinquina 4 gr., cognac 15 gr.

3 *avril*. — On trouve à la base droite un foyer d'hépatisation (râles sous-crépitants). Langue tremblotante et légèrement sèche. Facies pâle. Diarrhée assez abondante.

4 *avril, soir*. — La température est descendue ce matin à 38°,4. A la base droite quelques râles crépitants, et à mesure qu'on ausculte en s'élevant, râles sous-crépitants et sibilants disséminés.

5 *avril*. — Sonorité à gauche et matité à la base du poumon droit.

6 *avril*. — Le malade tousse beaucoup. Langue sèche, rouge, fendillée. Lèvres fuligineuses. Le malade demande à manger.

9 *avril*. — La diarrhée persiste ; 2 ou 3 selles par jour.

10 *avril*. — Le corps est couvert de sudamina. Submatité à la base droite. Râles sibilants et ronflants du côté droit et quelques râles sous-crépitants tout à fait à la base. Quelques râles sibilants à gauche, moins nombreux qu'à droite.

Application d'un nouveau vésicatoire à droite.

12 *avril*. — Râles sibilants et ronflants partout à droite. Râles sous-crépitants principalement à droite. Le malade accuse un mieux sensible, il est moins abattu. Sa physionomie reprend de l'expression. Il n'accuse de douleur nulle part, mais il est encore très faible.

N° 1ère Série. Obs. VIII. Dupont, 21 ans. 1851.

Dates. Décembre	20	21	22	23	24	25	26	27	28	29	30	31	Janv. 1	2	3	4	5	6	7	8	9	10
Jours de Maladie	9e m. s.	10e	11e	12e	13e	14e	15e	16e	17e	18e	19e	20e	21e	22e	23e	24e	25e	26e	27e	28e	29e	30

R.	P.	T.
		42°
	160	41°
	140	40°
	120	39°
	100	38°
	80	37°

Guérison

15 *avril*. — On ne trouve plus rien dans la poitrine. Pouls intermittent, lent, faible ; cependant l'auscultation du cœur ne décèle pas d'intermittences.

La convalescence s'établit à partir de ce moment, et le malade part pour Vincennes le 2 mai.

Obs. VIII. — (*Première série.*)

Charité, salle Sainte-Anne, lit n° 22. Dupont, Marie, 21 ans, domestique, entrée le 20 décembre 1881.

Antécédents héréditaires. — Nuls.

Antécédents personnels. — Pas de strume dans l'enfance. Rougeole à 6 ans ; coqueluche à 10 ans qui n'aurait duré que deux mois : depuis n'a jamais eu la moindre indisposition ; habite Paris depuis 4 mois environ.

Il y a 6 semaines, elle vit son membre inférieur gauche enfler à partir du genou : elle eut en même temps une légère céphalalgie.

Le 12 décembre, elle fut prise de céphalalgie violente, douleur à la nuque, avec nausées, vomissements.

Depuis cette époque, elle perdit complètement l'appétit, et éprouva un sentiment de malaise et de courbature générale.

Le 13 décembre elle fut prise, en voulant se lever, d'étourdissement ; à chaque instant elle était, dit-elle, obligée de s'asseoir, ne sachant exactement où elle était, sans pourtant perdre connaissance.

Elle n'a pas eu, à proprement parler, d'épistaxis : mais elle remarqua que, en se mouchant, elle maculait de stries sanguines son mouchoir et ce, depuis le 12 décembre.

Le 16 décembre, elle fut prise d'une diarrhée intense, sans coliques pourtant, elle avait de 5 à 6 selles par jour.

Bientôt survint de l'essoufflement et des bourdonnements d'oreilles tels qu'il lui fut impossible de quitter son lit.

Elle se décide à entrer à l'hôpital et on la reçoit salle Sainte-Anne, lit n° 22, à la Charité, dans le service de M. le professeur Hardy.

État actuel. — Cette malade a le facies légèrement prostré, elle répond nettement à toutes les questions qu'on lui pose ; elle semble jouir absolument de toutes ses facultés intellectuelles.

L'œil est brillant, la parole saccadée à cause de la dyspnée.

La fièvre est intense ; les lèvres sont sèches, couvertes d'un exsudat noirâtre, les narines ne sont pas fuligineuses.

Le faciès exprime de l'anxiété.

La peau est très chaude.

La malade se plaint d'une céphalalgie intense ; si on la fait asseoir sur son lit, elle accuse des bourdonnements d'oreilles et des éblouissements.

Poumon. — A l'examen de la poitrine on constate des râles sibilants disséminés dans toute l'étendue occupée par les deux poumons. Pas de matité. Pas de toux. Pas d'expectoration. Pas de douleurs lombaires.

Cœur. — Rien d'anormal ; pas de souffle ni à la pointe ni à la base.

Rate. — Hypertrophiée dans son diamètre vertical.

Foie. — Normal.

Urine. — L'examen de l'urine révèle la présence de l'indican ; mais en outre d'une quantité considérable d'albumine.

En versant quelques gouttes d'acide nitrique dans l'urine, on obtient un magma complet.

L'abdomen est peu ballonné ; la palpation de la fosse iliaque droite laisse percevoir un gargouillement. Diarrhée.

Sur le ventre et le tronc, quelques taches rosées, lenticulaires, disséminées.

21 *décembre.* — La température augmente, et s'élève jusqu'à 40°, 8 ; le pouls reste à 110.

L'état général, si ce n'est la prostration de la malade, n'est pas trop mauvais ; pas de délire ; les urines sont rares ; elle n'émet en moyenne que 250 à 300 gr. d'urines.

Mais comme elle a une diarrhée abondante, il est difficile d'apprécier exactement la quantité d'urine rendue.

La dyspnée persiste ; on lui applique des ventouses sèches à la région lombaire.

Traitement. — Potion tonique. Extrait quinquina 4 gr. ; 2 lavements froids par jour.

23 *décembre*. — Température toujours élevée. — Pouls fréquent, petit, pas de dicrotisme.

Le gargouillement de la fosse iliaque droite est manifeste.

Les râles sibilants entendus dans la poitrine sont plus nombreux, plus forts.

L'urine contient de l'albumine en quantité ; dosée par le procédé clinique d'Esbach, on trouve 4 gr., 50 par litre.

La diarrhée pourtant a un peu diminué et permet de recueillir presque toute l'urine

Nous en avons 700 grammes dans les 24 heures.

Peu de douleur à la pression de l'abdomen qui est souple.

25 *décembre*. — La température s'abaisse tout d'un coup de deux degrés. — La malade a une dyspnée assez intense ; elle est anxieuse, un peu agitée, pourtant pas de délire ; les fonctions intellectuelles sont parfaites.

Elle accuse un sentiment de froid qui fait craindre, vu la quantité d'albumine, une complication grave du côté du rein. Cependant le lendemain au matin et même le soir du 25 la température avait remonté à 40° sous l'influence de légers révulsifs.

L'urine examinée contenait encore des flots d'albumine.

26 *décembre*. — Le 26, la température est à 40°,6 ; l'état général, malgré cela, est bon ; la malade dit aller mieux que la veille. Peu de diarrhée ; pas de douleur à la pression, ni à la palpation de l'abdomen ; taches rosées persistantes ; peu ou presque pas de dyspnée, et l'examen de l'urine qui contient toujours de l'indican dénote la disparition subite et absolue de l'albumine.

27 *décembre*. — Au matin, à la visite, la malade se plaint d'avoir eu la veille au soir un violent frisson, suivi d'un sentiment de chaleur et de sueurs abondantes qui auraient duré toute la nuit. Temp. 40°,6. En dehors de cet accident, elle dit aller bien et se trouver beaucoup mieux.

Le ventre n'est pas douloureux ; la dyspnée a disparu ; on n'entend plus rien dans la poitrine.

Soir. — A la visite, sans aucun autre symptôme précurseur que le frisson de la veille, c'est-à-dire sans dyspnée, sans toux, sans douleur de gorge, nous trouvons la malade complètement aphone et *cette aphonie est survenue tout à fait subitement.* Quelques minutes auparavant, la malade parlait à sa voisine comme de coutume et c'est pendant cette conversation que le phénomène s'est produit.

L'examen de la gorge pratiqué immédiatement ne dénote rien de particulier, ni rougeur, ni ulcération.

Le larynx pris entre les mains est mobile, non douloureux ; la malade n'accuse aucune douleur à la gorge, aucune douleur provoquée par le mouvement de déglutition.

La température se maintient à 40°.

31 *décembre.* — Même état général bon. L'examen de la gorge révèle l'existence de deux petites ulcérations situées sur les piliers postérieurs du voile du palais, à la partie supérieure du voile du palais, à la partie supérieure, exactement à l'union du pilier postérieur et du voile du palais. Ces ulcérations ont la dimension d'un pois et présentent une surface grise, déchiquetée, sans rougeur périphérique.

La muqueuse de l'isthme du gosier est absolument normale. La voix est toujours éteinte.

Traitement. — Gargarisme au chlorate de potasse. Continuation du traitement tonique.

2 *janvier.* — La température est tombée à 38°. La malade accuse une sensation de chatouillement à la gorge ; mais pas de toux, pas d'expectoration.

3 *janvier.* — Les ulcérations des piliers postérieurs sont moins étendues, moins grisâtres, leur surface se déterge ; elles ont une tendance à se cicatriser.

L'état général est bon ; plus de diarrhée : la malade dort bien ; elle demande à manger.

4 *janvier.* — Les ulcérations de l'isthme du gosier sont rosées et en partie cicatrisées : l'aphonie persiste. Aucune complication abdominale ni thoracique.

5 *janvier.* — Les ulcérations sont cicatrisées ; même état général.

6, 7, 8 *janvier.* — Rien de particulier : la malade commence à prendre des aliments solides qu'elle digère bien et qu'elle absorbe sans douleur pendant la déglutition.

9 *janvier.* — L'aphonie persiste ; elle ne s'accompagne ni de

Nº 1re Série. Obs IX. Laussemant 2

29 ans, 1882.

Dates Mai	3	4	5	6	7				
Jours de Maladie	8e	9e	10e	11e	12e				
R. P. T. 42°	m. s								
160 41°				mort					
140 40°									
120 39°									
100 38°									

douleur laryngée ni de spasmes, ni de toux, ni d'expectoration. L'état général est très satisfaisant.

L'examen laryngoscopique pratiqué par M. le docteur Martin permet de constater l'existence d'une petite ulcération située sur la face postérieure du cartilage aryténoïde gauche. Les deux cordes vocales supérieures sont rouges, épaissies.

L'ulcération aryténoïdienne a la dimension d'un grain de millet ; elle est blanchâtre et offre des bords légèrement déchiquetés.

Vers le milieu de la corde vocale supérieure droite, il existe une ulcération qui a les dimensions d'un point.

Les jours suivants la voix revient et tend à reprendre son timbre naturel.

Lorsque la malade quitta l'hôpital vers la fin de janvier, la voix était absolument normale ; il n'y avait ni toux, ni expectoration.

La guérison était absolue.

Depuis nous avons revu la malade qui du reste est rentrée dans le service, salle Sainte-Anne, à la Charité ; elle ne présentait aucune trace de sa première maladie.

Obs. IX. — (*Première série.*)

Lausmant, Hippolyte, 29 ans, journalier, entré le 3 mai 1882, salle Saint-Charles, n° 4.

Fièvre typhoïde à forme ataxo-adynamique. — Éruption miliaire sur le tronc. — Mort. — Autopsie.

Le jour de son entrée à l'hôpital, le malade délire ; il est impossible d'obtenir aucune réponse sur ses commémoratifs, ni de savoir les motifs pour lesquels il a été amené à l'hôpital. D'après les renseignements de la famille, cet homme est malade depuis trois semaines ; il s'est plaint d'abord d'une céphalalgie vive, intolérable.

A la même époque il a eu des nausées sans vomissements. Depuis ce moment, il est très affaibli et somnolent. Il a pu néanmoins continuer son travail pendant quinze jours, et ce n'est que huit jours avant son entrée à l'hôpital qu'il s'est alité. Trois jours avant son entrée, il a été pris de délire très violent, au point de se lever à chaque instant pour se jeter par la fenêtre, ce qui a nécessité une surveillance continuelle autour de lui. Pas d'excès alcooliques ; pas d'épistaxis.

Etat actuel. — Temp. 40°,6. — Pouls 120.

Le malade a du délire et est un peu agité. La face couverte de sueur exprime un abattement profond.

Langue sèche, fuligineuse, ainsi que les lèvres. État pulvérulent des narines.

Le ventre est ballonné, non douloureux ; gargouillement dans la fosse iliaque droite, diarrhée.

On trouve sur le corps une éruption caractérisée par des vésicules et des vésico-pustules reposant sur une surface cutanée non érythémateuse. Ces vésico-pustules sont également distribuées ; elles sont très nombreuses sur l'abdomen, moins nombreuses sur la face antérieure du thorax ; mais c'est surtout à la nuque et sur la face postérieure du tronc qu'elles sont confluentes ; sur la face postérieure du tronc elles sont distinctes quoique très rapprochées ; à la nuque elles se confondent presque, sont agminées, et se détachent sur un fond d'un rouge scarlatiniforme : la rougeur de cette éruption disparaît momentanément par la pression. A la face, il existe aussi quelques vésico-pustules, mais très espacées et beaucoup plus pâles. Cette éruption disparaît à la racine des membres ; on n'en trouve aucune trace dans les aines, au creux poplité, dans les aisselles.

Gorge. — Pas d'exanthème. Sur la voûte palatine quelques points violacés qui disparaissent par le grattage.

Poumons. — Quelques râles sibilants.

Le pouls est rapide, régulier ; rien au cœur ; le foie est normal.

Rate. — La percussion donne de la matité dans une petite étendue.

Pas d'albumine ni d'indican dans les urines.

4 mai. — Temp. 40°8, pouls 128. Même éruption vésico-pustuleuse sur le tronc ; soubresauts des tendons, même état que la veille. Traitement : julep avec 8 grammes d'acétate d'ammoniaque.

5 mai. — Délire : phénomènes ataxo-adynamiques ; soubresauts des tendons ; abattement plus prononcé que la veille. La figure est couverte de sueur ; les lèvres présentent une coloration violacée. Sueurs profuses la nuit ; diarrhée intense. Lèvres et langue sèches, fuligineuses. Les vésico-pustules persistent, non ombiliquées.

5 *mai* (*soir*). — Le malade est dans le coma ; trémulation intermittente des lèvres, ainsi que des mains et des avant-bras. Les genoux sont violacés, les extrémités froides, les ongles bleus. Langue sèche recouverte de fuliginosités noires.

Respiration trachéale. Le délire persiste très accentué. Tache purpurique sur le bras droit et la région xiphoïdienne.

L'éruption miliaire vésico-pustuleuse est très atténuée, en voie de disparition sur la poitrine, persistante sur la nuque et le dos, principalement à la partie supérieure. L'érythème de la nuque est moins intense. Pas de taches rosées manifestes ; sueur perlée sur le front. Ni ballonnement du ventre ni météorisme ; pas de douleur abdominale à la palpation. Diarrhée jaune persistante sans hémorragie.

Fièvre intense. Pouls 156 ; temp. 41°,2. Quelques râles sous-crépitants à la base des poumons. Battements du cœur fréquents, réguliers.

Traitement. — Lotions froides sur le corps.

Décédé le 6 mai à 1 heure du matin.

Autopsie. — Rigidité cadavérique. Sur les régions iliaques la peau présente un aspect violacé ; l'abdomen est aplati. Sur la région de la nuque et du dos, les éléments vésiculeux reposent sur un fond violacé ; les vésicules sont déprimées à leur centre et rappellent l'acné varioliforme.

Cavité abdominale. — Pas d'ascite, pas de péritonite, les anses intestinales sont poisseuses.

Rate hypertrophiée (17 centimètres sur 11). Elle est d'un rouge vineux, et se laisse facilement déprimer par le doigt ; parenchyme diffluent. Mésentère chargé de graisse. Les ganglions mésentériques sont hypertrophiés, et ont des dimensions qui varient entre le volume d'une petite noisette et d'un gros haricot. Ils sont durs au toucher, et présentent à leur surface extérieure une vascularisation très riche ; à la coupe, la pulpe est d'un rouge lie de vin. L'examen à la loupe permet de reconnaître de nombreuses traînées vasculaires, linéaires. Quelques ganglions au niveau de la dernière partie de l'iléon ont les dimensions d'un œuf de pigeon.

Gros intestin. — A quinze centimètres au-dessus de la valvule iléo-cœcale existe une surface ulcérée, oblongue, à grand diamètre parallèle à l'axe de l'intestin ; cette surface verdâtre est parsemée de points saillants, blancs, au centre desquels on trouve un point noir. Tout le reste de la muqueuse est parsemé de follicules clos semblables, présentant un point noir au centre. Il semble que la muqueuse soit incrustée de grains de poudre. Valvule iléo-cœcale. La muqueuse du petit intestin est ulcérée.

Intestin grêle. — La muqueuse est parsemée d'ulcérations très saillantes, d'un rouge vif, d'aspect clair, principalement dans la dernière partie de l'iléon. Les plaques de Peyer ulcérées, très étendues, d'aspect fongueux, se rencontrent principalement dans la dernière portion de l'intestin et deviennent plus rares à mesure qu'on remonte vers le duodénum. De ce côté, elles sont moins saillantes, et ressemblent à une barbe fraîchement faite sur la première portion de l'iléon et du jéjunum.

A 4 centimètres environ de la valvule iléo-cœcale, se trouve une ulcération ovulaire fongueuse, déchiquetée, d'un rouge lie de vin, mesurant 8 centimètres de long sur 3 1/2 de large. A 12 centimètres 1/2 de cette plaque s'en trouve une autre de même aspect (7 centimètres 1/2 sur 2 1/2).

A 27 centimètres plus haut, troisième plaque ayant 6 centimètres sur 2 1/2. Entre ces trois plaques s'en trouvent un certain nombre d'autres plus petites de la dimension de 1 ou 2 francs.

A 29 centimètres au-dessus de la troisième grosse plaque ulcérée, on trouve une plaque de Peyer ulcérée, oblongue, caractérisée par une surface inégale présentant des saillies fongueuses et de nombreux points noirs. Cette plaque mesure 4 centimètres 1/2 sur 1/2. Nous trouvons 14 plaques semblables au-dessus de cette dernière.

Nous en trouvons trois autres très manifestes sur les valvules conniventes, dont une tout à fait au commencement du jéjunum caractérisée par une substance grise piquetée de noir.

La muqueuse intestinale présente une coloration rouge, en quelques points verdâtre.

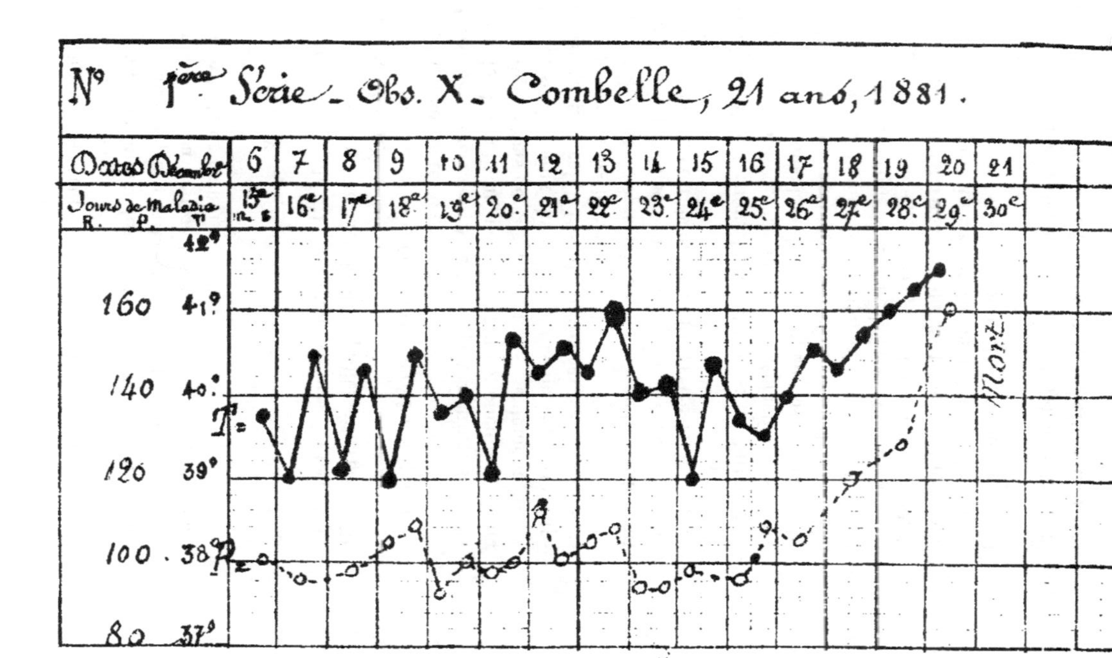
N° 1ère Série - Obs. X - Combelle, 21 ans, 1881.
Dates Décembre
6 7 8 9 10 11 12 13 14 15 16 17 18 19 20 21
Jours de Maladie
15e 16e 17e 18e 19e 20e 21e 22e 23e 24e 25e 26e 27e 28e 29e 30e
R. P. T.
42°
160 41°
140 40°
120 39°
100 38°
80 37°
T
P
Mort

Toutes les ulcérations occupent le bord libre de l'intestin et sont parallèles à son axe.

Nous n'avons pu examiner les autres viscères abdominaux, thoraciques et craniens par le fait d'opposition à l'autopsie. Nous avons dû nous borner à retirer les intestins, la rate, les reins par une incision faite de l'ombilic au pubis.

Obs. X. — (*Première série.*)

Combelle, Marie, âgée de 21 ans, domestique. Entrée à la Charité, salle Sainte-Anne (service de M. le professeur Hardy, lit n° 22), le 6 décembre 1881.

Antécédents héréditaires. — Père mort, mère bien portante : frère et sœur bien portants.

Antécédents personnels. — A été un peu strumeuse dans l'enfance. Pas de rhumatisme, pas de syphilis ; aucune maladie antérieure. Habite Paris depuis trois mois seulement ; il y a 15 jours fut prise de maux de tête avec insomnie ; perte d'appétit ; courbature générale. Pas de diarrhée, pas de vomissement, pas de douleur dans le ventre.

Avant-hier, 4 décembre, épistaxis légère ; a rendu seulement quelques gouttes de sang : sentant son état empirer, elle se présente à la Charité où elle est reçue dans le service de M. le professeur Hardy

État actuel. — Facies stupant ; hébétude ; si on fait asseoir la malade sur son lit, elle accuse des étourdissements, des bourdonnements d'oreille considérables, elle entend assez mal et dit que ce phénomène est survenu il y a deux ou trois jours Anorexie complète. La langue est humide, mais rouge sur la pointe et sur les bords qui sont framboisés ; les lèvres sont sèches ; la malade ne mouche plus. Le ventre n'est pas ballonné, il est souple et la palpation de la fosse iliaque droite laisse nettement percevoir du gargouillement. Peu de diarrhée ; taches noires lenticulaires assez abondantes sur le ventre et sur le tronc.

La percussion de la rate dénote une hypertrophie notable de cet organe : on mesure environ dix centimètres dans le diamètre vertical.

A l'examen de la poitrine, on constate de la sonorité à la percussion et des râles sibilants disséminés dans toute la poitrine et par points quelques râles sous-crépitants à grosses bulles.

L'urine ne contient pas d'albumine malgré l'élévation de la température ; mais elle renferme une quantité notable d'indican.

8 *décembre*. — Oppression manifeste ; râles sibilants dans toute la poitrine ; quelques crachats spumeux adhérents au vase.

Traitement. — Vingt ventouses sèches. Potion quinquina 4 grammes, lavements froids.

La malade a rendu trois ascarides lombricoïdes.

9 *décembre*. — La malade a un peu dormi. Pouls 105. L'oppression persiste. Respiration 32. Râles sibilants dans toute la poitrine : râles sous-crépitants dans les 2/3 inférieurs du poumon droit en arrière ; expectoration spumeuse ; quelques crachats visqueux teintés de sang.

Pas de souffle cardiaque.

Langue tremblante mais humide ; taches rosées nombreuses ; ne va à la selle qu'avec des lavements. Facies prostré ; lèvres sèches, fuliginosités sur les bords.

9 *décembre, soir*. — Toux sonore, thorax normal ; mais râles sous-crépitants disséminés dans les deux poumons ; quelques râles sibilants ; crachats spumeux, aérés, adhérents au vase, légèrement teintés de sang.

10 *décembre*. — La malade a un peu dormi ; peau sèche ; a vomi un peu de tisane vineuse qu'elle avait prise la veille.

10 *décembre soir*. — Surdité manifeste, hébétude ; accuse des douleurs de tête assez vives ; taches rosées lenticulaires abondantes. A la base droite, légère diminution de la sonorité ; mais on perçoit quelques râles crépitants à l'inspiration. Les crachats sont un peu purulents et en même temps de couleur jus de pruneau.

Traitement. — Vésicatoire à la base droite.

Sulfate de quinine, 50 *centigrammes*.

11 *décembre*. — Même état général. Peu de toux ; crachats striés de sang rouge ; râles sous-crépitants et sibilants dans toute l'étendue des deux poumons en avant et en arrière.

12 *décembre*. — Épistaxis. — Pouls 122 pulsations. Le ventre est ballonné. On entend dans les deux poumons des râles sibilants à l'inspiration et à l'expiration. En arrière, à la base droite, râles sous-crépitants à grosses bulles inégales existant à l'inspiration.

Traitement. — Extrait *mou de quinquina* 4 grammes, cognac 60 grammes.

40 ventouses sèches en avant et en arrière de la poitrine.

19 *décembre*. — Peu de diarrhée ; néanmoins quelques selles involontaires. — Dyspnée assez intense ; respiration 40.

Les crachats sont visqueux, sanguinolents en avant à l'auscultation des deux côtés et aux deux temps ; râles sibilants ; pas de râles sous-crépitants. En arrière à gauche, pas de matité bien marquée ; bruits respiratoires faibles.

A droite. — Râles sibilants partout et à la moitié inférieure ; râles crépitants à grosses bulles à l'inspiration. Pas de souffle tubaire.

Traitement. — Vésicatoire en avant de la poitrine, même traitement intense tonique.

14 *décembre*. — Râles crépitants et sous-crépitants à droite à la base ; mais pas de souffle. La malade accuse du mieux ; la dyspnée a un peu diminué, les crachats sont toujours sanguinolents.

16 *décembre*. — Pas de phénomènes nerveux ; épistaxis assez abondante dans la nuit ; la dyspnée persiste. — Râles sous-crépitants à gauche et en bas ; du reste aux deux bases on observe les mêmes phénomènes de percussion et d'auscultation ; c'est-à-dire matité assez marquée et râles sous-crépitants mêlés à des râles crépitants à grosses bulles inégales à l'inspiration. On prescrit un vésicatoire à la base gauche de la poitrine.

17 *décembre*. — Même état, la malade s'affaiblit un peu. Vomissements ; elle a rendu la limonade vineuse. Pas de modifications pulmonaires.

18 *décembre*. — La dyspnée augmente, les signes sthétoscopiques restent les mêmes ; la malade ne dort pas ; peu de diarrhée.

Traitement. — Toniques, 40 ventouses sèches.

19 *décembre*. — Le pouls monte, devient plus petit, la malade

a la face cyanosée ; elle est dans un subdelirium constant e paroles et d'actions ; il lui est impossible de se tenir assise sur son lit sans le secours d'un aide. La congestion pulmonaire augmente ; les râles sous-crépitants sont plus nombreux ; la matité s'étend à la moitié inférieure du poumon.

Traitement. — Nouveau vésicatoire en avant de la poitrine.

20 *décembre.* — La dyspnée devient de plus en plus intense. Le refroidissement des extrémités, commencé la veille au soir, s'étend à la face qui est pâle avec des teintes bleuâtres ; le nez est rétracté ; la malade ne répond presque plus aux questions qu'on lui pose.

A l'auscultation : râles sous-crépitants aux deux extrémités inférieures des poumons ; en arrière, la matité est presque complète, on n'entend aucun souffle ; enfin les phénomènes morbides s'accentuent de plus en plus et la malade meurt à deux heures du matin.

Autopsie. — L'autopsie est faite 36 heures après la mort.

A l'ouverture de la cavité thoracique, adhérences récentes entre la plèvre pariétale et la plèvre viscérale, pas d'épanchement pleural.

Pas d'ascite.

Intestins. — Sur la muqueuse intestinale, dans la première portion de l'iléon, on constate de larges plaques arborescentes rouges ; au même niveau, on commence à voir de larges plaques de Peyer ulcérées dont le grand axe, parallèle à celui de l'intestin, mesure 4 centimètres et le diamètre transversal un centimètre, et quelques follicules clos également ulcérés, disséminés sur la muqueuse.

Vers l'extrémité de l'iléon, quelques follicules ulcérés en cratère : à trente-six centimètres de la valvule de Bauhin, on trouve une plaque ulcérée rouge livide, à diamètre longitudinal sept cent, transversal deux centimètres de la même valvule, plaques de Peyer ulcérées percutant sept centimètres grand axe, et trois centimètres axe transversal. Cette place offre une surface déchiquetée très apparente quand on fait couler dessus un filet d'eau.

Sur la valvule, quelques follicules ulcérés ; dans le cæcum, on trouve également une série de follicules ulcérés à divers degrés. On n'en trouve pas dans le gros intestin.

Le mésentère présente des ganglions légèrement hypertrophiés, quelques-uns infiltrés et ramollis.

Foie. — A la surface quelques points décolorés, café au lait, arborisations multiples. A la coupe rien de spécial si ce n'est une décoloration de la substance hypertrophique. Foie gras.

Rate. — La rate est hypertrophiée ; poids 230 grammes. Diamètre vertical seize centimètres ; horizontal dix centimètres. La capsule est légèrement adhérente à la pulpe ; décortication facile. La pulpe résiste au doigt et se laisse difficilement pénétrer.

Reins. — Congestionnés.

Utérus. Ovaire. — Rien.

Poumons gauches. — Ecchymoses sous-pleurales très nombreuses, disséminées principalement sur la face postérieure et sur la lame inférieure du lobe inférieur. Sur le bord inférieur du lobe supérieur, ces ecchymoses présentent une coloration carminée tantôt pointillée lenticulaire, tantôt irrégulière.

Sur la surface diaphragmatique les ecchymoses sont extrêmement nombreuses ; dans les points correspondants le poumon ne crépite pas.

A la coupe, surface très congestionnée çà et là des îlots rouge-noirâtre contractant avec la couleur rouge-clair de la plus grande partie du poumon. Un fragment de poumons pris au niveau du bord inférieur tombe au fond de l'eau. Quand on comprime le poumon, on fait sourdre un liquide sanguin, aéré.

Poumon droit. — Entre les divers lobes, adhérences fibrineuses de date récente : les brides ne sont pas assez résistantes pour empêcher l'écartement des lèvres, des scissures interlobaires.

Mêmes ecchymoses sous-pleurales qu'au poumon gauche.

A la coupe, congestion surtout à la base. Quelques noyaux rouge-noirâtre près des bords ; petit infarctus noirâtre ; un fragment de poumon surchargé, en comprimant, on fait sourdre un liquide sanguinolent, aéré.

Cœur. — Pas d'épanchement péricardique ; quelques plaques laiteuses.

La fibre musculaire est décolorée : aspect brunâtre ; pas d'athérome cardiaque, orifices des valvules saines. Caillot fibrineux dans le ventricule droit.

Obs. XI — *(Première série.)*

Boëlle, Berthe, âgée de 21 ans, cuisinière, entrée le 28 décembre 1881, salle Sainte-Anne, lit n° 16, à la Charité.

Histoire de la maladie.

Antécédents héréditaires. — Nuls.

Antécédents personnels. — Habite Paris depuis 4 ans. Pas de maladies antérieures, ni fièvres éruptives ni autres. Pas d'hémorroïdes. Depuis trois semaines cette malade est souffrante, inappétente ; courbature générale ; en même temps diarrhée intense survenue à la suite d'un purgatif et durant 8 jours.

Cet état de malaise ne cédant pas à l'administration du purgatif, elle prend un vomitif qui n'amène aucune amélioration dans son état.

Quelques jours avant son entrée à l'hôpital, diarrhée continuelle, fièvre, insomnie, céphalalgie, anéantissement et de plus quelques épistaxis légères auxquelles elle n'attache pas garde, y étant, dit-elle, accoutumée.

L'affaiblissement augmentant en même temps que tous les autres symptômes s'accentuaient, elle se décide à entrer à l'hôpital où elle est reçue à la Charité, salle Sainte-Anne, lit n° 16, dans le service de M. le professeur Hardy, le 28 décembre 1881.

État actuel.— La malade est amaigrie, a un facies prostré, les yeux excavés, de la céphalalgie intense, des bourdonnements d'oreilles. Le ventre est légèrement ballonné. L'abdomen et le tronc sont couverts de plaques rosées lenticulaires.

Gargouillement très net dans la fosse iliaque droite qui est douloureuse.

Tube digestif. — La langue est humide, mais fortement saburrale ; les lèvres sont sèches, mais ne sont pas plus que les narines couvertes de fuliginosités. Inappétence. Pas de vomissements, diarrhée légère.

Voies respiratoires. — Toux fréquente, quinteuse ; crachats muqueux peu abondants ; à l'auscultation on entend des râles sibilants nombreux disséminés dans toute l'étendue de la poitrine.

Nº 1ère Série. Obs. XI. Boëllo, 21 ans 1881.

Dates Décembre	28	29	30	31	Janv. 1	2	3	4	5	6	7	8	9	10	
Jours de la Maladie	m. 8e s.	9e	10e	11e	12e	13e	14e	15e	16e	17e	18e	19e	20e	21e	

R. P. T.

42°

160 41°

140 40°

T.

120 39°

P.

100 38°

80 37°

60 36°

Guérison.

Rate. — La percussion de la rate dénote une notable hypertrophie.

Foie. — Normal.

Cœur. — L'auscultation, pas plus que la percussion, ne dénote quelque chose d'anormal.

Urine. — Ne contient pas d'albumine, mais renferme une quantité notable d'indican qu'on décèle facilement par les procédés chimiques connus. Température 39°,2. Pouls 108.

Le matin à la visite même état ; mais dans l'après-midi la malade a trois hémorragies intestinales de 200 grammes environ chacune. Le sang est noir et liquide. Ces hémorragies se sont faites sans que la malade en ait eu conscience, c'est-à-dire sans symptômes prémonitoires, ni douleurs abdominales vives, ni refroidissement des extrémités ; pas de pâleur de la face ; rien en un mot qui ait annoncé le début, ni caractérisé la production de chaque hémorragie en dehors de l'écoulement sanguin.

La palpation du ventre, légèrement ballonné, n'est nullement douloureuse.

L'auscultation de la poitrine révèle une quantité considérable de râles sibilants et muqueux.

On prescrit : 1° un lavement froid matin et soir ; 2° application de compresses froides sur le ventre ; 3° potion avec extrait de quinquina 4 gr., cognac 40 gr.

30 *décembre* 1881. — Même état. Le matin au moment de la visite, la malade a une nouvelle hémorragie intestinale de 200 grammes environ, exactement au point de vue du sang évacué, analogue aux trois premières.

On suspend les lavements froids ; on continue les compresses et la potion tonique.

Soir. — Le soir à la contre-visite, nouvelle hémorragie intestinale survenant sans aucun prodrome. La malade est pâle, affaissée, dans un état de dépression considérable.

Application sur le ventre d'un sac de caoutchouc rempli de glace.

31 *décembre* 1881. — Les hémorragies ne se sont pas reproduites et la malade a eu deux selles diarrhéiques noirâtres.

Du côté de la poitrine nous constatons, à la percussion, de la sonorité, à l'auscultation des râles sibilants, muqueux, fins, disséminés dans les deux poumons.

Le pouls est petit, filiforme, difficile à percevoir.

Soir. — Le soir, pas de nouvelle hémorragie ; le ventre encore légèrement ballonné n'est nullement douloureux à la pression.

Les taches rosées lenticulaires ; on cesse les applications de glace.

1er *janvier* 1882. — Oppression légère, râles sibilants et muqueux dans toute la poitrine. Application d'un large vésicatoire au milieu du dos.

A l'intérieur : Même traitement tonique.

2 *janvier.* — Même état ; la malade pourtant est moins oppressée ; ses crachats sont muqueux, aérés.

3 *janvier.* — Les râles sont de moins en moins nombreux dans la poitrine. Le ventre toujours légèrement ballonné est à peine sensible à la palpation.

Les taches rosées pâlissent de plus en plus et tendent à disparaître. La malade est toujours affaissée, mais se sent beaucoup mieux : elle réclame même à manger.

3 *au* 8 *janvier.* — Même état, en s'améliorant progressivement ; les forces épuisées reviennent petit à petit. Rien de particulier à noter.

9 *janvier.* — Tous les phénomènes thoraciques ont disparu ; c'est à peine si l'on entend çà et là quelques râles sifflants.

Pas de phénomènes abdominaux.

Pâleur générale des téguments.

La fièvre est tombée depuis deux jours. Le pouls est moins fréquent, toujours petit, régulier, filiforme. La malade commence à s'alimenter ; la faiblesse diminue et la malade demande même à se lever.

Sort guérie le 18 février 1882.

Observation XII. — (*Première série.*)

Carol, Paul, 20 ans, tailleur ; entré le 8 novembre 1881, salle Saint-Charles, n° 19, service de M. le professeur Hardy.

Pas de maladies antérieures, sauf une angine à 8 ans ; pas d'alcoolisme ; arrivé à Paris au mois d'août dernier.

Le dimanche 30 octobre, le malade se sent pris d'un frisson

N° 1ère Série. Obs. XII. Carol, 20 ans.

Dates Novembre	9	10	11	12	13	14	15	16	17	18	19	20	21	22
Jours de Maladie	12e m. s	13e	14e	15e	16e	17e	18e	19e	20e	21e	22e	23e	24e	

R. P. T.

42°
160 41°
140 40°
120 39°
100 38°
80 37°
60 36°

Guérison

soudain ; le soir, courbature céphalalgique frontale, perte de l'appétit, douleurs dans la nuque ; cet état persiste les jours suivants. Pas d'épistaxis ni de nausées ; malgré cela, le malade continue son travail. Le lundi 7 novembre, le malade prend un purgatif ; depuis cette époque, les selles sont régulières, mais liquides. Le malade entre le 9 dans l'état suivant :

État actuel. — Facies pâle, langue sèche, saburrale, rouge sur les bords et à la pointe, gencives sèches. Ventre médiocrement ballonné, pas de gargouillement dans la fosse iliaque droite, quelques taches rosées. Toux fréquente, sonorité thoracique normale ; quelques râles sibilants et ronflants, crachats rares.

Battements du cœur précipités, pas de souffle, pouls 112.

Rate hypertrophiée, matité verticale 8 centimètres.

Indican et albumine dans les urines.

Insomnie, céphalalgie, douleur à la nuque, pas d'excitation nerveuse.

10 *novembre.* — Matin : temp. 39°,8, pouls 84. Langue sèche, noirâtre à la partie médiane, rouge sur les bords et à la pointe ; tremblement fibrillaire, gencives sèches, pas de fuliginosités ; narines légèrement pulvérulentes. Trois taches rosées sur la paroi abdominale ; douleur dans les fosses iliaques, surtout à droite ; gargouillement ; selles liquides.

Diagnostic. — Typhus abdominal des Anglais, ou typhus ambulatorius des Allemands ; le malade, en effet, a continué à travailler pendant la première période de sa maladie. Les taches rosées démontrent qu'il est au moins au huitième jour. En somme, fièvre typhoïde légère : pronostic bénin.

Traitement. — Eau vineuse, bouillon, deux potages, deux lavements froids, matin et soir : deux verres d'eau de Sedlitz.

Soir. — Temp. 40°,2, pouls 90. Le malade a passé une bonne journée ; langue humide, peu de céphalalgie ; sous l'influence du purgatif, deux selles. Pas de gargouillement ni de douleur ; légère quantité d'albumine dans les urines (albumine non rétractile).

Le 11. — Insomnie. Lèvres et gencives sèches. Gargouillement très marqué dans les fosses iliaques. Râles ronflants. Pas d'albumine dans l'urine. Indican.

Soir. — Même état. Toux plus fréquente depuis midi.

Temp. 40°, 6, pouls 96.

Le tracé du pouls dénote une exagération du dicrotisme normal.

Le 12, *matin.* — Le malade a passé une bonne nuit. Pas d'insomnie. Stupeur moindre. Pas de gargouillement dans la fosse iliaque droite ; pas de douleur à la pression ; un peu de diarrhée. Langue saburrale, humide, gencives humides, lèvres sèches ; pas de fuliginosités.

Temp. 39°,2, pouls 88.

Le 12, *soir.* — Temp. 39°,6, pouls 100.

Céphalalgie légère. Diarrhée,gargouillement.État général bon.

Le 13. — Même état que la veille. Temp. 39°, pouls 80. Pas d'albumine dans l'urine.

Soir. — Affaiblissement des bruits systoliques de la pointe. Temp. 39°,1, pouls 90.

Pas de toux.

Le 14. — Bonne nuit, sommeil sans agitation. Diarrhée légère. Temp. 38°,4, pouls 76.

La matité de la rate a singulièrement diminué ; on ne la trouve plus que sur un point très limité (2 centimètres environ). Le facies n'est plus stupant, il prend de l'expression. Le malade mange deux potages.

Le 15. — Nuit bonne. Le mieux s'accentue.

Traitement. — Un lavement froid. Trois potages.

Les urines contiennent encore un peu d'albumine. L'indican a presque disparu.

Le 16. — Grande amélioration. Convalescence établie. Le ventre est souple, plus de douleur à la pression.

Alimentation. — Deux potages et un œuf.

Le 17. — Chute de la fièvre. Disparition complète des taches.

Le 20. — Le malade se lève, mange une portion.

Le 21. — Deux portions, vin de quinquina.

Le 23. — Le malade part en convalescence à Vincennes.

Parmi les observations de cette série, nous insisterons particulièrement sur celles qui portent les numéros I et VII (1) ; dans la seconde, tout marchait régulièrement ou plutôt la température était élevée et le pouls relativement peu fréquent. On avait 40 et au delà ; le soir, le nombre des pulsations variait entre 80 et 90 ; tout à coup le pouls s'élève, il arrive à 124, la température subit une modification analogue, elle monte à 40°,2, puis à 40°,4, mais le pouls baisse et tout rentre dans l'ordre ; cette fois on avait eu affaire à des accidents congestifs de la base des poumons, contre lesquels on dut avoir recours aux vésicatoires ; le pouls a permis de noter leur apparition et leur arrêt ; pour l'ascension comme pour la descente, il était en avance de 6 heures sur la température. La même chose est arrivée dans l'observation suivante. Il s'agit d'une fièvre typhoïde à forme thoracique : tous les soirs, le thermomètre marque plus de 40, le pouls varie de 100 à 120. Le 10 avril, la température était à 38 le matin, à 39°,2 le soir ; le pouls avait été, les deux fois, à 118 ; le lendemain, il varia entre 105 et 122, la température s'éleva à 39°,8 : ces changements correspondaient encore à des phénomènes congestifs plus intenses que d'habitude du côté des bases.

Enfin, dans les observations 9 et 10, les deux courbes arrivèrent à converger, par malheur d'une façon absolument défavorable. Pendant que la température dépassait 40, le pouls montait de 120 à 130, 140, il devenait petit, misérable ; les deux malades succombèrent.

(1) Nous rejetons l'analyse des 6 premières obs. de cette série à la fin du travail (p. 95) parce qu'elles se rapprochent à tel point des faits analogues des IIe et IIIe séries, qu'il est difficile de les en séparer.

Nos observations nous permettent de juger jusqu'à un certain point la valeur d'idées et de théories actuellement fort répandues.

« Le pouls marche parallèlement à la température, disent MM. Wolff et Vierordt, si celle-ci est normale, il en est de même du pouls ; ses courbes changent avec la hauteur de la température, et l'on peut, d'après elle, mesurer la forme de la courbe du pouls, comme d'après celle-ci mesurer la hauteur de la température (1). »

Ce théorème n'est pas absolument exact ; nous avons vu dans la période d'état l'accélération du pouls précéder l'élévation de la température. Nous avons vu surtout pendant la convalescence, des déviations ascensionnelles isolées de la courbe artérielle ; enfin dans les deux cas de mort, il y a plus d'exagération dans le nombre des pulsations que dans celui des degrés thermiques.

Les deux courbes tendent à se réunir, mais c'est surtout celle du pouls qui fait les frais de la convergence. Peut-on trouver la raison d'être de ces phénomènes dans l'organisme ? Dans un seul cas, il y avait une affection concomitante, à poussées inflammatoires ; dans tous les autres, c'était à la base des poumons qu'étaient ces causes : on pourrait presque affirmer si le pouls présente une tendance persistante à l'accélération, même quand on n'a rien noté encore du côté de la température, que des accidents de congestion pulmonaire sont en voie d'évolution. Cette relation n'a du reste rien qui doive nous surprendre ; l'affection inflammatoire du poumon par excellence, la pneumonie franche, a son retentissement dès les premières

(1) *Arch. d'Heilk*, IV, 4, p. 371. 1863.

heures, du côté de la circulation artérielle. « Le pouls s'accélère dès le début, sa fréquence est généralement en rapport avec l'étendue et avec la gravité de l'affection (1). »

Il est du reste impossible d'attribuer à une altération de la fibre cardiaque ces accélérations d'un ou deux jours, qui disparaissent d'elles-mêmes ou sous l'influence du traitement de la complication. Il est probable que celles de la convalescence sont dues, comme le dit Leibermeister, à des changements de position ou des mouvements brusques des malades, car dans nos observations elles ont été passagères. On n'a rien noté qui pût les expliquer et la température n'en a pas ressenti le contre-coup.

En revanche, la dernière exception au parallélisme, la tendance à l'élévation constante présentée par le pouls, accuse une altération plus profonde que toutes celles que nous venons de voir ; on est à peu près certain en pareil cas de l'arrivée prochaine du collapsus et d'une terminaison mortelle. Cette fois encore Leibermeister a probablement raison ; le cœur fonctionne mal, sa structure est modifiée d'une façon grave et définitive.

La valeur séméiotique de l'accélération du pouls à l'une ou l'autre période de la fièvre typhoïde, varie donc suivant l'époque de la maladie et suivant sa modalité. Une accélération momentanée sans modification de l'état général, sans retentissement sur la température, ne signifie rien le plus souvent ; une élévation graduelle ou brusque pendant la période d'état suivie à courte distance d'une élévation correspondante de la

(1) Grisolle, *Pathologie interne*, t. I, p. 398.

température indique presque toujours une complication pulmonaire. -Si le pouls reste au-dessus de 120, s'il montre de la tendance à une accélération persistante malgré le traitement, peu importe que la température reste stationnaire ou s'abaisse, c'est un symptôme extrêmement grave ; on est presque certain avec lui que le malade succombera.

D'après M. Charvot, la température s'abaisse au moment où il se fait une hémorragie intestinale et le pouls s'élève ; les choses se passent peut-être ainsi lorsque la quantité de sang perdue est telle que la force de résistance de l'organisme est épuisée ; autrement dit, que la complication intestinale produit ce qu'amènent si souvent les accidents pulmonaires, l'arrivée rapide du collapsus. En revanche, si nous n'avons pas une augmentation brusque du nombre de pulsations, si le parallélisme se maintient même quand la température dépasserait 40 et le pouls 120, nous ne devons pas nous décourager.

Dans l'observation II, nous étions en présence d'une rechute. La température, après être descendue à 37°,2, était remontée graduellement jusqu'à 41°, le pouls suivit la même ascension, le 8 et le 10 février, il se fit par l'intestin des hémorragies telles que l'on eût pu concevoir une légitime inquiétude ; le pouls resta ce qu'il était et l'accident n'eut pas d'autres suites.

Dans l'observation XI, les choses se passèrent de la même manière et pourtant le cas était grave ; il y avait ordinairement plus de 40°, le soir on trouvait de 100 à 120 pulsations : quand survinrent les hémorragies intestinales, rien ne changea, le malade guérit comme le premier.

N° 2ème Série. Obs. I. Maurin, 22 ans, 1877.

Dates. Novembre	7	8	9	10	11	12	13	14	15	16	17	18	19	20
Jours de Maladie	m. 4e s	5e	6e	7e	8e	9e	10e	11e	12e	13e	14e	15e	16e	17e

R. P. T.

42°

160 41°

140 40°

120 39°

T

100 38°

P

80 37°

60 36°

Mort

DEUXIÈME SÉRIE.

Ces observations recueillies à l'hôpital militaire de Lyon, m'ont été communiquées par M. Queyrat, interne des hôpitaux de Paris, auquel je suis heureux d'offrir mes meilleurs remerciements.

Obs. I. — (*Deuxième série*).

Maurin, 12e cuirassiers, caserné à la Part-Dieu, né à Levens (Alpes-Maritimes), âgé de 22 ans. Entré à l'hôpital militaire de Lyon le 7 août 1877 pour fièvre typhoïde. — 4 jours d'invasion.

Antécédents. — Dysenterie il y a deux mois, zona il y a 12 jours. Le 4 août ce malade a eu une abondante épistaxis. — Nouvelle épistaxis le 7 au matin ; il entre à l'hôpital le 7 au soir. Complexion des plus robustes.

Symptômes au début (7 août.) Céphalalgie, douleurs dorso-lombaires, inappétence, langue saburrale, constipation, gargouillement dans la fosse iliaque droite, pas de douleurs à la pression. Pouls dur et plein. Rien du côté des voies respiratoires.

8. — Langue toujours très chargée, bouche mauvaise, vomissements. (Le malade avait pris une bouteille d'eau de Sedlitz.) Le gargouillement et la constipation persistent. — Épistaxis.

9. — Le malade a mal dormi ; il a eu des cauchemars. Le matin ses gencives ont saigné et ont revêtu une teinte nacrée. La peau est brûlante, l'œil étonné. Diarrhée caractéristique. Le soir épistaxis.

Traitement. — Potion antispasmodique.

10. — Épistaxis le matin. Le malade est pâle, faible, il a des vertiges ; lèvres bleuâtres, facies un peu hébété. Pouls encore assez ample, mais dépressible.

Traitement. — Potion antispasmodique.

11. — Légère épistaxis le matin ; l'abattement va croissant ; langue sèche, collante au doigt, recouverte d'un enduit jaune-rougeâtre. Douleur à la pression dans la fosse iliaque droite.

Malgré l'élévation de la température 41°, aucune manifestation cérébrale; pas de délire; pas d'agitation; pas de stupeur.

Traitement. — Lotions froides, compresses imbibées d'eau sur le front.

12. — Insomnie, épistaxis le matin et le soir, potion opiacée, lotions froides.

13. — Le malade accuse de vives douleurs abdominales. Météorisme. A la percussion, on constate une hypertrophie de la rate. Les urines ont une couleur rouge brique qui dénote une surabondance d'urates.

Traitement. — Lotions froides, un demi-lavement.

14 août. Épistaxis le matin, nouvelle épistaxis à midi, surdité légère, bourdonnements d'oreilles. Le météorisme persiste. Le malade tousse un peu ; à la percussion, sonorité normale; l'auscultation quelques râles humides du côté droit. Même traitement.

15. — Epistaxis pendant la nuit. Nouvelle epistaxis très abondante le matin (environ deux verres de sang). Troisième épistaxis le soir, abattement. Même traitement.

16. — Langue sèche fendillée. Pouls faible, dénote un peu de somnolence, teinte subictérique, yeux cernés, le soir torpeur.

Traitement. — Potion avec extrait de quinquina, lotions froides.

17. — Nuit agitée, polydipsie ; fuliginosités sur les lèvres, les dents, la langue; fétidité de l'haleine; à l'auscultation, râles sous-crépitants du côté droit, râles muqueux disséminés dans les deux poumons. Même traitement que la veille.

18. — Agitation persistante (le malade s'est levé la nuit), le soir hébétude, délire ; epistaxis abondante.

Traitement. — Potion opiacée, potion au quinquina, lotions froides.

19. — Epistaxis le matin, coma. Face cyanosée, surabondance de fuliginosités. Fétidité extrême de l'haleine. Murmures plaintifs. Toux sans expectoration possible, respiration brève et anxiété. Dyspnée intense, à l'auscultation râles sous-crépitants et muqueux des deux côtés de la poitrine, submatité à droite. Fréquence et petitesse du pouls. Ces symptômes s'aggravent avec une extrême rapidité; le malade meurt à 4 heures du soir.

N° 2ème Série . Obs . II . Berger, 24 ans . 1877

Dates. Septembre	13	14	15	16	17	18	19				
Jours de Maladie	4e m. s.	5e	6e	7e	8e	9e	10e				

R.	P.	T.
		42°
	160	41°
	140	40°
	120	39°
	110	38°
	100	37°

T°

P

Mort

Autopsie. — A l'ouverture du cadavre on trouve les poumons très congestionnés, mais ils crépitent dans toute leur étendue. Le poumon droit est adhérent au sommet et à la base.

Rate. — Diffluente, hypertrophiée. Pèse 630 grammes.

Intestin. — Il présente une dizaine de plaques tuméfiées dans le dernier segment de l'iléon ; une grande plaque située au niveau de la valvule est ulcérée. Follicules clos, isolés, hypérémisé.

Cœur. — Le muscle cardiaque est ramolli, décoloré.

Obs. II. — (*Deuxième série.*)

Berger Baptiste, cavalier au 10e hussards, caserné à la Doua (grand camp), né à Chamalière (Haute-Loire), âgé de 24 ans, entre à l'hôpital le 13 septembre 1877 pour fièvre typhoïde, 4 jours d'invasion.

Cet homme, grand et bien constitué, n'accuse comme maladie antérieure qu'une fièvre (qu'il entendit appeler fièvre typhoïde?) et pour laquelle il fit à l'hôpital en 1875 (salle 12 et 15) un séjour de plus d'un mois. Bien remis depuis, il ressentit il y a quatre jours un malaise général. Céphalalgie, anorexie, langue sèche, bouche mauvaise, peau chaude et sèche. Il entre à l'infirmerie ; on lui donne un ipéca stibié. La diarrhée survient et persiste encore à son entrée.

13 *septembre* 1877. — Symptômes à l'arrivée. Courbature légère, anorexie, faiblesse générale. Un peu de diarrhée, ventre souple, cependant pas de taches rosées, pas de ballonnement, pas d'épistaxis. Langue saburrale, peau chaude, sèche, pas de sueurs. Température 40°,5 ; pouls fréquent et plein, 108 pulsations. Rien du côté du cœur ni du poumon.

14. — Rien de notable, nuit assez bonne ; langue chargée, rouge à la pointe et sur les bords, diarrhée. Traitement : lotions et compresses froides.

15. — Nuit bonne, la céphalalgie diminue, une selle diarrhéique pendant la nuit, gargouillement. Traitement : potion avec extrait de quinquina 3 grammes.

16. — Nuit bonne, un peu d'affaissement, mutisme. La céphalalgie a disparu.

17. — Nuit mauvaise ; la veille après la contre-visite, coliques violentes, le malade se tordait dans son lit. Selles involontaires, vomissements bilieux. Pendant la nuit agitation, délire. Ce matin encore quelques coliques, muscles abdominaux contractés. Pas de ballonnement, le ventre semble au contraire comme aplati, il est douloureux. Stupeur, pas de délire. Le malade répond bien aux questions qu'on lui pose, pouls précipité, 132 pulsations, température 39,8.

Le soir, stupeur, angoisse profonde, pouls tellement précipité qu'on sent à peine les pulsations, 152. Température élevée 40,7 sueurs abondantes, facies grippé ; le malade répond à peine aux questions qu'on lui fait, cependant pas de délire, les coliques persistent. Pendant la nuit délire violent, cris vers 4 heures 3|4 du matin, le malade se lève et fait quelques pas. Ramené à son lit il se débat pendant quelques instants. Le médecin de garde appelé le trouve à la fin de la crise, les membres agités encore, mais respirant à peine. Le pouls n'était plus précipité. Le malade meurt à 5 h. 15.

Autopsie. — *Poumons.* — Emphysémateux.

Cœur, Foie, Reins, normaux.

Rate. — Grosseur normale, mais ramollie.

Rien au cerveau.

Intestin. — Injection considérable de l'intestin et de l'épiploon. Fausses membranes abondantes reliant entre elles les anses intestinales ; pus disséminé encore plus abondant dans le petit bassin où il forme dépôt. (Péritonite purulente généralisée), ganglions mésentériques hypertrophiés. L'intestin est enlevé avec soin et ouvert dans toute sa longueur. On trouve alors à un mètre environ de la valvule iléo-cœcale une large plaque (de la grandeur d'une pièce de un franc) tuméfiée, ulcérée et présentant une *perforation* d'environ six millimètres de diamètre. Plus haut et distantes les unes des autres d'environ dix centimètres, on trouve trois autres plaques de même grandeur. Ces plaques sont considérablement tuméfiées et ulcérées. Les bords de l'ulcération sont saillants, taillés à pic en forme de cratère. Les escharres ne sont pas encore éliminées. Près de la valvule, deux autres plus petites sont hypertrophiées, mais à peine ulcérées.

N° 2ème Série. Obs. III. Bast, 22 ans 1877.

Dates Septembre	18	19	20	21	22	23	24	25	26	27	28	29	
Jours de la Maladie	m. 8e s.	9e	10e	11e	12e	13e	14e	15e	16e	17e	18e	19e	

Obs. III. — (*Deuxième série*).

Bats, Jean, 139e de ligne, caserné au fort de la Vitriolerie, né à Tartas (Landes), âgé de 22 ans. Entré à l'hôpital militaire de Lyon le 18 septembre 1877 mort le 28 septembre 1877.

Antécédents. — Ce malade d'une constitution robuste n'a eu encore que des indispositions insignifiantes. Il souffre depuis 8 jours d'une céphalalgie interne, de douleurs lombaires et de courbature généralisée.

La langue est saburrale, le ventre souple, indolore, pas de diarrhée, pouls normal, rien aux poumons. Sa physionomie est bonne, la température peu élevée. On suppose un embarras gastrique assez léger et on se contente de garder le malade en observation.

Le 20 septembre au soir. — Le malade accuse un grand malaise et une céphalalgie gravative. La langue est chargée, blanchâtre avec le liseré rouge caractéristique, inappétence absolue, polydipsie. A la pression, gargouillement dans la fosse iliaque droite. Le pouls est lent mais fort, la peau brulante 40° 4.

Le 22. — Persistance de la céphalalgie. Langue moins chargée. Ventre toujours indolore mais ballonné. Soubresaut des tendons.

Traitement. — 40 gr. huile de Ricin.

Le 23. — Nuit assez mauvaise : rêves, cauchemars, abattement, fétidité de l'haleine; ballonnement de plus en plus prononcé. Douleurs articulaires aux coudes.

Le 24. — Insomnie, langue un peu sèche, persistance du ballonnement. Râles bronchiques dans les deux poumons. Potion avec 25 gouttes de teinture de digitale.

Le 25. — Délire ; marmottement pendant toute la nuit. Le malade s'est levé à plusieurs reprises. Le matin : coma vigil. Le ballonnement est devenu du tympanisme. Abbattement extrême. Pouls fort et rebondissant; 20 gr. d'huile de ricin. Même potion que le jour précédent.

Le 26. — Délire bruyant pendant toute la nuit : on a été obligé d'attacher le malade. Haleine fétide. Langue rouge, sèche, un peu râpeuse. Anxiété du regard. Le délire continue pendant le jour.

Le 27. — Le malade en proie à un délire continuel ne fait que se lever et se coucher pour se lever de nouveau quelques instants après. Le ballonnement a diminué. Néanmoins l'abattement est profond. Pouls complètement imperceptible. A la palpation cardiaque 122 pulsations, 130 le soir.

Auscultation pulmonaire. — Râles bronchiques disséminés des deux côtés. Matité à droite et à la base. Absence des vibrations thoraciques. (Léger épanchement pleurétique ?)

Auscultation cardiaque. — Bruits de râpe. Vésicatoire sur la région précordiale. Potion : teinture digitale, 25 gouttes.

28 *septembre.* — Nuit très calme. Somnolence. Langue rouge, déchiquetée sur les bords. Face pâle. Respiration anxieuse, haletante. 64 respirations par minute. Le pouls se relève.

Le soir : stupeur. Incontinence fécale (deux selles diarrhéïques). Respirations, 56. Pouls, 122. Extrémités cyanosées. Hyperestésie de la face. Contraction des pupilles. Raideur tétanique des membres et du tronc. Mort dans la soirée à 9 h. 1/2.

Foie. — Hypertrophié, graisseux. Poids : 3 kilos.

Rate. — Hypertrophiée, peu diffluente. Poids : 610 gr.

Reins. — Petits, congestionnés.

Péritoine. — Épanchement assez considérable d'un liquide brunâtre. Adhérences au niveau de la fosse iliaque gauche.

Mesentère. — Ganglions extrêmement tuméfiés et durs.

Intestin grêle. — Quinze à dix-huit plaques de Peyer sont tuméfiées, jusqu'à près de quatre mètres au-dessus de la valvule iléo-cæcale ; deux ou trois sont sur le point de s'ulcérer. Follicules clos, hypérémiés, ulcérés et formant dans la dernière partie de l'iléon, comme un véritable semis.

Cœur. — Normal. Granulations sur le rebord de la valvule mitrale.

Poumons. — Gauche, congestionné, crépitant à peine. A droite, pneumonie comprenant le lobe supérieur.

Obs. IV. — (*Deuxième série*).

Mignot, soldat au 12e cuirassiers, né à Larians (Hte-Saône), âgé de 21 ans, caserné à la Part-Dieu, entre à l'hôpital militaire

N° 2e Série. Obs. IV. Mignot, 21 ans. 1877.

Dates Septbre	9	10	11	12	13	14	15	16	17	18	19	20	21	22	23	24	25	26	27	28	29	30	1	2	3	4	5	6	7
Jours de Maladie	4e m. s.	5e	6e	7e	8e	9e	10e	11e	12e	13e	14e	15e	16e	17e	18e	19e	20e	21e	22e	23e	24e	25e	26e	27e	28e	29e	30e	31e	32e

de Lyon le 10 septembre 1877, pour des accidents gastriques, datant de cinq jours.

Antécédents. — Jamais de maladies antérieures, constitution très robuste, peau brûlante, anoréxie, ventre souple et indolent, gargouillement dans la fosse iliaque droite ; langue blanche, avec liséré rouge caractéristique, vertiges, dort bien, pas de céphalalgie, tousse un peu, rien à l'auscultation.

13 *septembre.* — A mal dormi, se plaint de fatigue, quelques taches rosées lenticulaires, angine.

14. — Éruption plus confluente que la veille.

15. — Météorisme.

17. — Amaigrissement.

18. — Toux à l'auscultation, râles muqueux des deux côtés.

20. — Vomissements bilieux, peau morte mais brûlante, ventre souple, gargouillement.

22. — Presque plus de râles de bronchite. Submatité du côté droit ; à l'ausculation, diminution du murmure vésiculaire ; râles sous-crépitants au sommet, augmentation des vibrations thoraciques.

23. — Fétidité typhique ; râles sous-crépitants à gauche et à la base, vomissements bilieux.

24. — Amaigrissement de plus en plus prononcé ; diarrhée ; crachats sanguinolents ; souffle au sommet à gauche et en arrière ; les râles sous-crépitants ont disparu ; matité à gauche ; la voix est assourdie.

25. — Nuit bonne. Deux ou trois vomissements bilieux, sueurs nocturnes ; respiration caverneuse à gauche : au sommet à droite, râles ; submatité des deux côtés; en avant exspiration rude, râpeuse ; craquements secs, vomissements bilieux.

26. — Vomissement bilieux.

29. — Les symptômes commencent à s'amender, il existe encore un peu de submatité, à gauche, murmure vésiculaire assourdi, râles muqueux à la base.

1er *octobre.* — Amélioration notable : facies souriant, nuit bonne. La surdité a disparu à peu près complètement. L'appétit est revenu, le malade demande à manger.

3. — Amélioration complète ; le malade mange et il est en pleine convalescence.

Obs. V. — (*Deuxième série*).

Gaudard, 14e escadron du train, 25 ans, né à Epernay (Marne), entré le 13 août 1877.

Ce malade, qui souffre depuis dix jours, entre à l'hôpital le 13 août.

Antécédents. — Excellents.

Le 11 août, il a eu trois épistaxis, toujours le matin. Depuis l'invasion de la maladie, le malade rend par expuition du sang concrété provenant des fosses nasales. Céphalalgie avec douleurs lancinantes.

Symptômes. — Langue sèche, saburrale. Inappétence. Diarrhée. Pas de douleur à la pression dans la fosse iliaque droite; gargouillement. Météorisme. Toux légère, point de côté. A l'auscultation, à peine quelques râles.

Peau chaude et sèche. Tache rosées sur l'abdomen.

Le 14. — Trois épistaxis. Insomnie. Céphalalgie persistant, mais plus de douleurs lancinantes. Abdomen sensible à la pression. Tympanisme. Rate tuméfiée. Constipation, coliques. Vertige. Pouls fort et plein.

Le 15. — Même état. Soif vive. Sommeil assez agité.

Le 16. — Abondante éruption de taches rosées (abdomen, thorax, face interne des cuisses). Facies normal. Vertiges.

Le 17. — Éruption de sudamina dans les régions sous-claviculaires.

Le 18. — Diarrhée jaune-ocre. Point de côté ; rien à l'auscultation.

Le 19. — Amélioration notable. Les nuits sont bonnes. La céphalalgie a disparu. L'appétit renait.

Le 20. — Le mieux s'accentue. Nouvelle éruption de taches rosées.

Le 21. — Le malade tousse. A l'auscultation, respiration rude, mais rien de particulier. Sueurs extrêmement abondantes.

Le 22, — L'amélioration progresse.

Le 23. — Peau brûlante, extrémités froides. Brusque ascension du thermomètre, de 39° à 40,4 (le malade est resté levé assez longtemps et a reçu des visites).

N° 2ème Série. Obs. V. Grandard, 25 ans, 1877.

Dates Août	13	14	15	16	17	18	19	20	21	22	23	24	25	26	27	28	29	30	31	Sept. 1	2	3
Jours de Maladie	10e	11e	12e	13e	14e	15e	17e	18e	19e	20e	21e	22e	23e	24e	25e	26e	27e	28e	29e	30e	31e	32e

R. P. T.

42°
160 41°
T°
140 40°
120 39°
100 38°
P.
80 37°
60 36

Guérison

N°	2ème
Dates Août	13
Jours de Maladie	8 m.

P	T
	42°
160	41°
140	40°
120	39°
100	38°
80	37°
60	36°

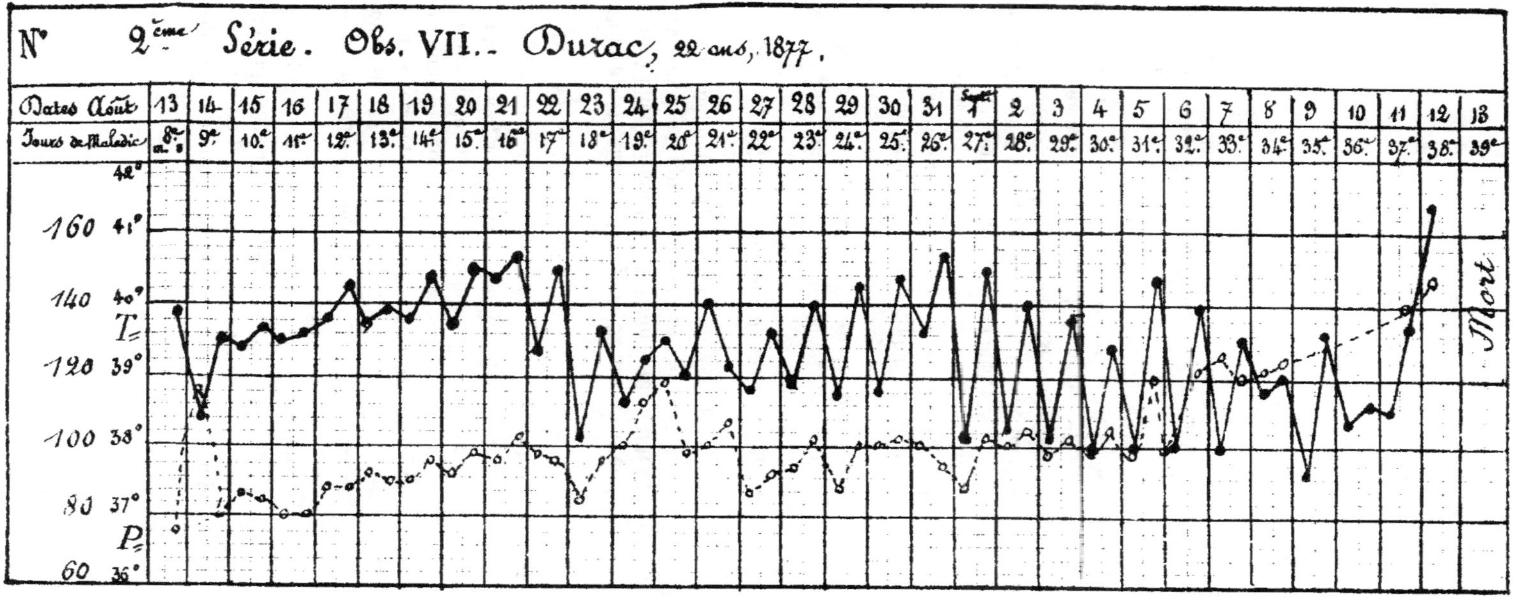

N° 2ème Série. Obs. VII. – Durac, 22 ans, 1877.

Dates Août	13	14	15	16	17	18	19	20	21	22	23	24	25	26	27	28	29	30	31	Sept. 1	2	3	4	5	6	7	8	9	10	11	12	13
Jours de Maladie	8e m. s.	9e	10e	11e	12e	13e	14e	15e	16e	17e	18e	19e	20e	21e	22e	23e	24e	25e	26e	27e	28e	29e	30e	31e	32e	33e	34e	35e	36e	37e	38e	39e

42°
160 41°
140 40°
T=
120 39°
100 38°
80 37°
P=
60 36°

Mort

Le 24. — Le malade ne souffre pas. Aucune trace de symptômes cérébraux. Facies toujours normal, souriant.

Le 25. — Nuit très bonne, sommeil plein. Sueurs abondantes. Facies un peu pâli ; peau légèrement cyanosée. Le soir le mieux s'accentue.

Le 26. — Bien, mais grande faiblesse.

Le 27. — Même état.

Le 28. — L'appétit renaît ; le malade a pu se lever et se promener sans trop grande fatigue.

Le 29. — On alimente le malade : viande ; pas de febris carnis. Le malade va très bien, se lève et descend au jardin.

Obs. VI. — (*Deuxième série*).

Durac, Jean-François, 10e hussards, âgé de 22 ans, caserné à la Part-Dieu. Entre à l'hôpital militaire de Lyon le 13 août 1877. Meurt de complications thoraciques le 12 septembre 1877.

Ce malade entre à l'hôpital le 13 août, il souffre depuis huit jours.

Antécédents. — Bons ; n'a jamais eu que des indispositions légères.

Symptômes. — Langue saburrale, diarrhée, douleur à la pression dans la fosse iliaque droite ; le malade a eu des selles sanguinolentes ; céphalalgie.

Le 14 août. — La céphalalgie et la douleur abdominale persistent. Cauchemars ; constipation et coliques. Vertiges ; surdité passagère ; décubitus dorsal.

Le 15. — Vertiges ; gargouillement très prononcé.

Le 16. — Nuit calme, bien que sans sommeil. Pas de météorisme, pas de taches rosées. Le soir, soubresaut des tendons.

Le 17. — Bourdonnement d'oreilles ; surdité passagère.

Le 18. — Gargouillement. Rien à l'auscultation. Un peu d'abattement.

Le 19. — Météorisme.

Le 20. — Nuit mauvaise, agitée ; soubresaut des tendons ; carphologie.

Le 21. —Agitation, délire ; épistaxis le soir.

Le 22. — Délire ; le malade s'est levé plusieurs fois pendant la nuit ; hallucination. Le matin, épistaxis. Œil étonné, abattement. Un peu d'aphasie (?). L'abdomen est sensible à la pression, surtout à droite. Léger météorisme ; lèvres fuligineuses. Le soir, le malade bat la campagne.

Le 23. — Délire intense. Nuit des plus agitées. Pouls faible, petit ; contraction des orbiculaires des paupières ; tympanisme.

Le 24. — Délire violent ; on est obligé d'attacher le malade. Teinte subictérique, facies stupant. Pouls petit, dicrote ; dysphagie. Incontinence fécale.

Le 25. — Délire calme. Marmottement continuel ; la voix est difficile, chevrotante ; le malade va s'affaiblissant de plus en plus. Œil atone. Pouls petit et précipité ; langue vaporeuse ; ventre extrêmement ballonné. Le soir, haleine fétide ; fuliginosités. Raideur musculaire. Coma profond. Aphasie complète. inégalité des pupilles, hyperestésie de la face. Cris presque hydrocéphaliques. Sensibilité altérée. Fixité du regard. Un peu de strabisme.

Traitement. — Le soir, on donne 30 grammes d'huile de ricin.

Le 26. — Selles abondantes. Mieux sensible : le malade répond aux questions qu'on lui pose ; la nuit a été calme. Large escharre au sacrum.

27 *août.* — Le mieux s'accentue ; le malade est sorti du coma, lucidité revenue ; n'a plus de contractures. Le pouls a repris sa régularité, il ne présente plus d'intermittence. Ventre beaucoup moins ballonné : c'est ce qui peut presque s'appeler une défervescence brusque de la maladie. Urines rouge-foncé ; langue humide. Plus de fixité du regard. Nuit calme sans agitation, le malade a dormi.

28. — Escharre au sarrum ; sensibilité altérée. Polydipsie ; rougeur des pommettes ; trouble de la vision.

29. — Marmottement le soir et pendant la nuit ; stupeur ; délire.

30. — Pouls fort et plein ; soubresaut des tendons : toux légère.

31. — Le malade a eu un véritable accès de délire la nuit ; soubresaut des tendons. Contracture musculaire. Dysphagies ; joues creuses ; pommettes saillantes ; yeux excavés.

N° 2ème Série. Obs. VI. Goinet Pierre 1877.

Dates Septembre	16	17	18	19	20	21	22	23	24	25	26	27	28	29	30	Octobre 1.	2	3	4	5	6	7
Jours de Maladie	6e m. s	7e	8e	9e	10e	11e	12	13e	14e	15e	16e	17e	18e	19e	20e	21e	22e	23e	24e	25e	26e	27e

R.	P.	T.
		42°
	160	41°
	140	40°
	120	39
	100	38°
	80	37°
	60	36°
	40	35°

T.

P.

Guérison

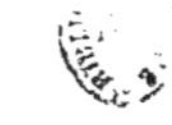

1er *septembre.* — Râles bronchiques disséminés dans les deux poumons. Pommettes rouges ; face congestionnée. Peau brûlante ; facies anxieux, extrémités cyanosées.

2. — Même état.

3. — Abattement profond. Divagations. Cyanose du nez et des lèvres. Extrémités froides, gros râles bronchiques disseminés.

4. — Délire toute la nuit ; l'escharre grandit en profondeur. Somnolence.

5.— Carphologie, soubresaut des tendons. Coma. Extrémités cyanosées.

6. — Le malade a froid. Il tousse. Chute de l'escharre laissant à nu un espace d'environ 5 à 6 centimètres de rayon ; les bords sont à pic et les muscles à nu presque jusqu'à l'os.

8. — La nuit a été très mauvaise. Délire bruyant. Fetidité extrême. Le pouls est tellement faible qu'il est impossible de compter le nombre de ses pulsations. Toux quinteuse. A la percussion, matité à droite et à la base à l'auscultation, absence complète du même côté du bruit respiratoire. Pneumonie intercurrente. On applique des vésicatoires. Alcool et toniques.

9. — Nuit des plus agitées. Délire continuel. Langue sèche, fuligineuse. Pouls tellement faible qu'on ne peut le compter.

11. — Le malade va de plus en plus mal. Râles crépitants et souffle à droite. Le pouls se relève un peu.

12. — Pouls 146 pulsations. Temp. 41°,4.

Les symptômes s'aggravent de plus en plus, dyspnée intense et mort.

Pas d'autopsie.

Obs. VII. — (*Deuxième série*).

Goinet, Pierre-Adolphe, soldat au 86e de ligne, né dans les Deux-Sèvres, 6 jours d'invasion. Entré à l'hôpital militaire de Lyon le 16 septembre 1877, sorti guéri le 6 octobre même année.

Antécédents. — Santé jusqu'alors parfaite.

Symptômes au début. — Céphalalgie. Langue saburrale ; courbature. Pas de gargouillement. Pas de diarrhée (Ventre souple. Pouls normal. Toux légère ; râles muqueux en arrière, en haut et à droite).

18 *septembre*. — Taches rosées sur le dos et le thorax.

19. — Grand frisson ; le malade a claqué des dents ; puis mieux. Céphalalgie.

20. — Taches rosées ; frisson pendant la nuit, ventre ballonné.

22. — Frisson intense, le malade a claqué des dents, puis mieux, céphalalgie intense. Rate hypertrophiée.

23. — Insomnie ; céphalalgie.

25. — Fourmillement dans les jambes, abdomen douloureux. Persistance de la céphalalgie et de l'insomnie. Éruption abondante de taches rosées et de sudamina sur l'abdomen et le thorax.

26. — Sueurs abondantes pendant la nuit. État général malgré l'élévation de la température satisfaisant.

1er *octobre*. — Frisson pendant la nuit ; sueurs ; mieux sensible.

2. — Légère épistaxis. État général bon, le malade entre en convalescence les jours suivants et sort guéri de l'hôpital.

Obs. VIII. — (*Deuxième série*)

Fusier, 16e de ligne, caserné à Villembour, né à Sergenaur (Jura) âgé de 22 ans, entré à l'hôpital militaire de Lyon le 22 août 1877 ; 8 jours d'invasion.

Antécédents excellents.

Symptômes du début. — Céphalalgie, inappétence, gargouillement et douleur à la pression dans la fosse iliaque droite : quelques taches rosées (abdomen), thorax face interne des cuisses. Rate hypertrophiée. Léger catarrhe bronchique ; quelques râles disséminés dans la poitrine.

23 *août*. — Langue sèche et rapeuse ; râles sibilants disséminés dans les deux poumons surtout en arrière et en bas. Expectoration muco-liquide abondante, aérées grisâtre. Pouls dur et plein.

24. — Insomnie, prostration, nouvelle éruption de taches rosées.

25. — Nuit assez bonne. Diarrhée, expectoration abondante. Pouls dépressible et légèrement dicrote.

26. — Vomissements : (le malade a pris de l'huile de ricin).

N° 2e Série. Obs. VIII. Fusier, 22 ans, 1877.

Dates Août	22	23	24	25	26	27	28	29	30	31	Sept. 1	2	3	4	5	6	7	8	9	10	11	12	13	14	15
Jours de Maladie	8e	9e	10e	11e	12e	13e	14e	15e	16e	17e	18e	19e	20e	21e	22e	23e	24e	25e	26e	27e	28e	29e	30e	31e	32e

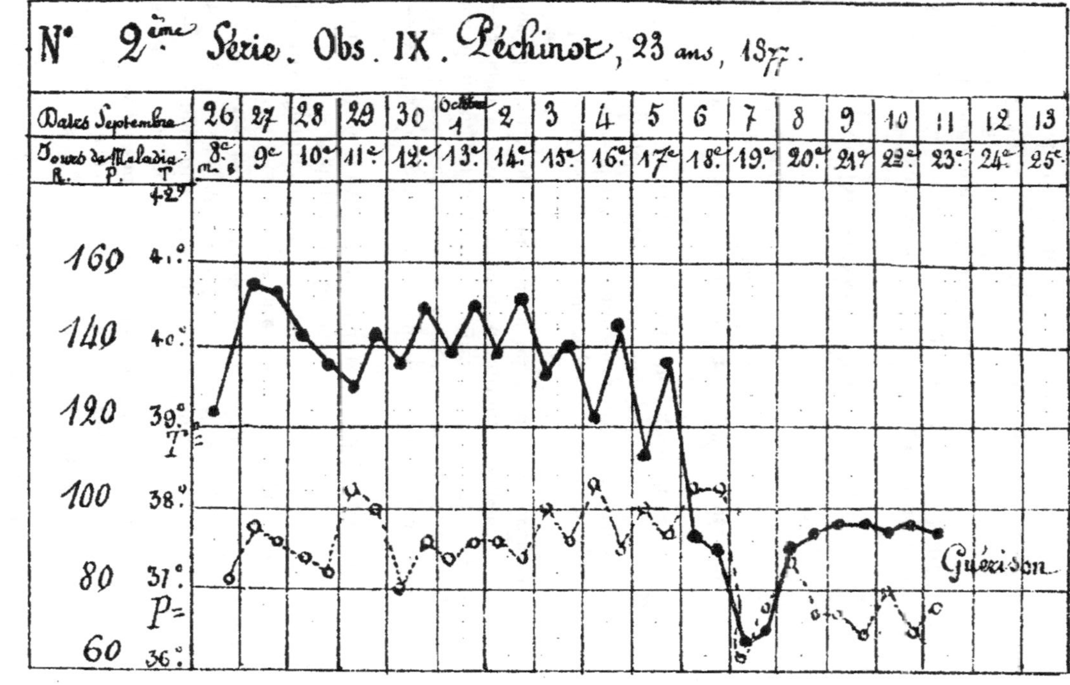

N° 2ème Série. Obs. IX. Péchinot, 23 ans, 1877.
Dates Septembre
26 27 28 29 30 Octobre 1 2 3 4 5 6 7 8 9 10 11 12 13
Jours de Maladie
8e 9e 10e 11e 12e 13e 14e 15e 16e 17e 18e 19e 20e 21e 22e 23e 24e 25e
R. P. T.
42°
160 41°
140 40°
120 39°
T=
100 38°
80 37°
P=
60 36°
Guérison

27. — Nuit bonne. Ventre légèrement ballonné ; quelques taches rosées.

Le soir : malaise, inappétence : douleur abdominale.

Pas de gargouillement : peau chaude. Pouls dicrote.

28. — Mieux ; le soir frisson sueurs ; éruption de taches rosées sur le thorax.

29. — Insomnie. Diarrhée ; inappétence. Langue sèche ; persistance des râles sibilants et soufflants ; nouvelles taches rosées.

30. — Nuit assez bonne : l'inappétence persiste.

31. — Nuit mauvaise ; persistance des râles ; expectoration toujours très abondante. Taches rosées.

1 *septembre*. — Nuit bonne ; abattement.

2. — Rien de bien particulier : le dicrotisme du pouls s'exagère.

3. — Abattement persistant. Pâleur de la face ; néanmoins la nuit a été bonne. Ventre souple. Langue sèche, râpure, expectoration abondante, spumeuse, brunâtre.

4. — Sommeil souvent interrompu ; abdomen sensible à la pression. La langue a perdu sa sécheresse : nouvelle éruption de taches rosées.

5. — Légère entéralgie. Toux plus fréquente que de coutume : râles ronflants et sibilants disséminés dans les deux poumons.

6. — L'état du malade s'est considérablement amendé.

Du 7 au 9. — Le catarrhe bronchique a graduellement diminué.

10. — Il n'existe plus que quelques râles ; néanmoins l'expectoration continue à être très abondante.

Le 21 septembre le malade sort par convalescence.

Obs IX. — (*Deuxième série.*)

Pechinot, 83e de ligne, venant du camp de la Vallebonne, né à Montot (Côte-d'Or) âgé de 29 ans — 9 mois de service. Entré à l'hôpital le 26 septembre 1877. Huit jours d'invasion.

Antécédents bons.

Symptôme de début. — Langue saburrale, inappétence, pas de diarrhée ; céphalalgie, douleur dorso-lombaire.

27. — Prostration ; peau chaude et sèche, taches rosées sur la poitrine.

28. — Léger météorisme, carphologie : soubresaut des tendons.

30. — Bourdonnement d'oreilles ; surdité.

1er *octobre*. — On purge ce malade constipé depuis huit jours.

L'évolution de cette dothiènentérie n'a rien presenté de bien particulier à cela près qu'au 18e jour de la maladie il y a eu une chute brusque de la temp. et du pouls ; chute qui a coïncidé avec des sueurs extrêmement abondantes.

A dater de ce moment la convalescence s'est établie et le malade est sorti le 12 octobre par congé de convalescence.

Obs. X. — (*Deuxième série*).

Guilloun, 14e d'artillerie, caserné au fort de La Motte, né à Manestrant (Nièvre). Entré le 18 septembre 1877 à l'hôpital militaire de Lyon pour fièvre continue, âge 25 ans, huit jours d'invasion.

Antécédents. — Le malade a eu plusieurs fois des accès de fièvre intermittente ; aussi lorsqu'il y a huit jours la maladie a débuté par des frissons, des sueurs et une fièvre vive, le médecin du régiment a-t-il pensé à un nouvel accès de fièvre palustre et l'a-t-il traité par la quinine à la dose de deux grammes par jour.

Symptôme au début. — Céphalalgie ; langue saburrale lisse et rouge sur les bords et à la pointe ; ventre souple, indolore, gargouillement, diarrhée ; pouls irrégulier, intermittent ; rien au cœur, rien aux poumons.

19 *septembre*. — Frissons, sueurs, sensation de froid. Le pouls a repris sa régularité. Taches rosées sur l'abdomen. Langue extrêmement chargée avec le liseré rouge caractéristique ; decubitus dorsal.

20. — Nuit bonne, bien que sans sommeil. Diaphorèse. Intermittence du pouls. Le malade tousse, bien que l'examen détaillé de la poitrine ne fournisse que des signes négatifs.

21. — Langue verdâtre ; toujours d'un rouge vif sur les bords et à la pointe. Bouche très amère. La céphalalgie a disparu.

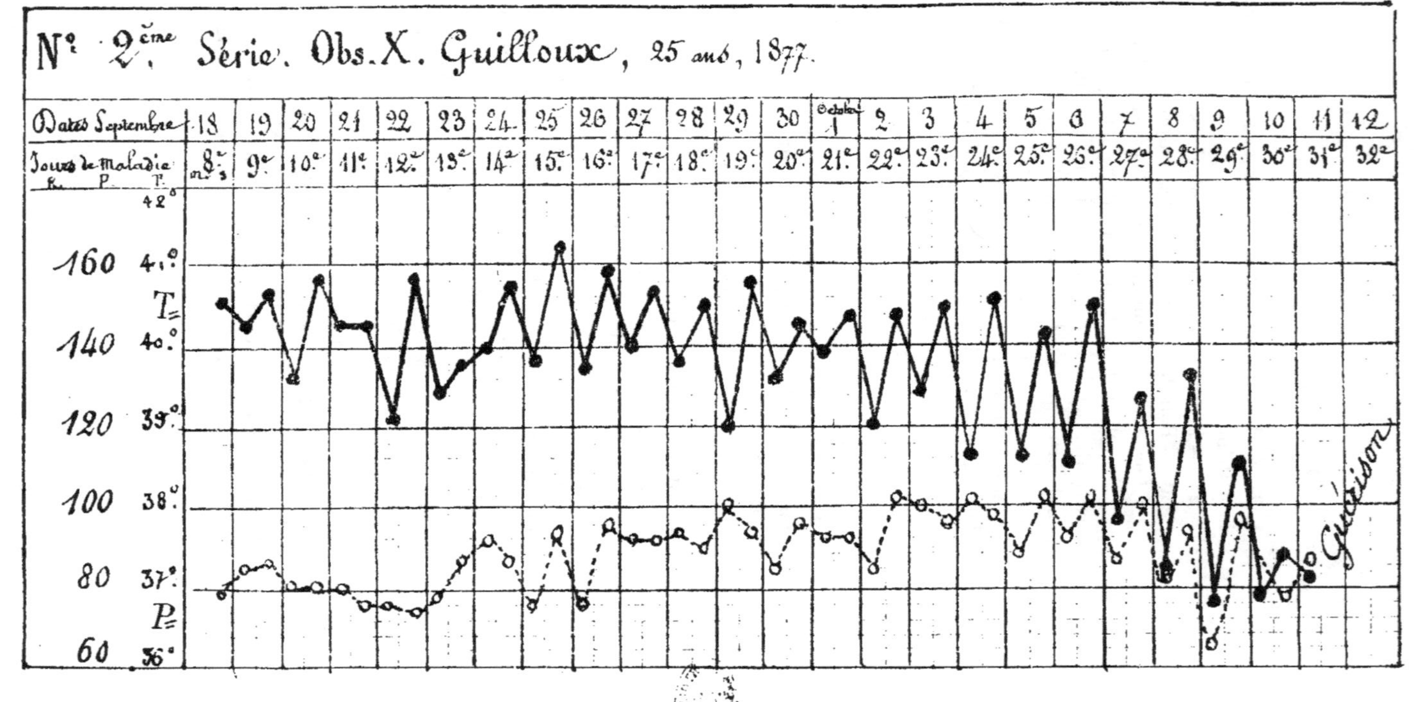

Nº 2ème Série. Obs. X. Guilloux, 25 ans, 1877.
Dates Septembre
18 19 20 21 22 23 24 25 26 27 28 29 30
Octobre 1 2 3 4 5 6 7 8 9 10 11 12
Jours de Maladie
R. P. T.
8e 9e 10e 11e 12e 13e 14e 15e 16e 17e 18e 19e 20e 21e 22e 23e 24e 25e 26e 27e 28e 29e 30e 31e 32e
42°
160 41°
T
140 40°
120 39°
100 38°
80 37°
P
60 36°
Guérison

N° 2ème Série. Obs. XI. Terrien, 22 ans – 1877.

Dates Septembre	13	14	15	16	17	18	19	20	21	22	23	24	25	26	27	28	29	30	
Jours de Maladie	6e m. s	7e	8e	9e	10e	11e	12e	13e	14e	15e	16e	17e	18e	19e	20e	21e	22e	23e	

R. P. T.
42°
160 41°
140 40°
T=
120 39°
100 38°
P=
80 37°
60 36°

Guérison

Douleurs épigastriques de peu de durée revenant matin et soir. Le ventre n'est pas sensible à la pression non plus que météorisé. Gargouillement dans la fosse iliaque droite. Quelques taches rosées sur l'abdomen.

22. — Langue toujours biliaire. Les irrégularités du pouls persistent.

24. — Selles diarrhéiques.

25. — Aspect assez bon. Le malade a eu pendant la nuit des sueurs abondantes ; la peau est devenue moite.

26. — Taches rosées ; gargouillement. Auscultation du cœur ; on trouve au foyer pulmonaire un souffle systolique.

28. — Râles bronchiques des deux côtés, plus marqués à la base. Diarrhée ; fuliginosités (langue, lèvres, gencives).

29. — Langue sèche, racornie ; léger frisson le soir.

30. — Soif vive. Langue tremblante.

1er *octobre*. — Abattement profond ; selles diarrhéiques très fréquentes. L'amaigrissement du malade est considérable.

2. — Visage bouffi ; lèvres cyanosées ; dyspnée assez accusée : 30 inspirations par minute, quoique l'examen de la poitrine ne révèle que des signes peu importants (respiration bruyante dans les fosses sous-épineuses).

3. — Tous les symptômes morbides se sont amendés. Nuit assez bonne.

A dater de ce jour, le malade est entré en convalescence, sans présenter rien de spécial pendant cette période de la maladie. Il sort le 12 octobre 1877.

Obs XI. — (*Deuxième série*).

. Tenier, 5e hussards, caserné à la Part-Dieu, né à Montaigut (Tarn-et-Garonne) entré à l'hôpital militaire de Lyon le 19 sept. 1877 pour fièvre continue ; 6 jours d'invasion ; âge 22 ans.

Antécédents. — Le malade tousse depuis 5 ou 6 ans ; il a fréquemment et depuis fort longtemps des douleurs dans le côté droit.

Symptômes au début. — Epistaxis, céphalalgie ; langue saburrale ; entéralgie marquée surtout à droite au niveau de la fosse iliaque et s'exagérant par la pression ; Inappétence ; vertiges ; sommeil troublé par des cauchemars. La diarrhée existait depuis huit jours, elle a cessé hier. Toux légère ; à la percussion, submatité à droite et au sommet. A l'auscultation, diminution notable du murmure vésiculaire. Râles sous-crépitants dans la fosse sous-épineuse droite. Rien à gauche. — Pouls normal.

14. *Septembre.* — Le malade a mal dormi. Ce matin il a des bourdonnements, des tintements d'oreilles, il entend, dit-il, comme des cloches.

15. — La diarrhée a reparu ; vertiges ; pas d'expectoration.

16. — Nuit meilleure ; langue sèche, racornie ; abondante éruption de taches rosées (Abdomen, face interne des cuisses).

17. — Mieux. Décubitus latéral droit ; langue toujours sèche, racornie, abondante éruption de taches rosése.

18. — La langue est meilleure, humide ; nouvelle et très abondante éruption de taches rosées.

19. — Râles humides, sibilants et ronflants des deux côtés, surtout à droite. Diarrhée très abondante.

20. — Mieux ; le malade a dormi ; toux pénible, sèche, sans expectoration.

21. — La toux est moins forte. Amélioration notable.

Du 21 au 25. — L'amélioration continue ; mais les râles persistentent au sommet du poumon droit.

25.— On alimente le malade : Viande, febris carnis ; élévation de la courbe thermique et sphygmique dans le même rapport.

Le malade sort guéri le 29 septembre.

N° 3ème Série. Obs. I. Pluyand

20 ans. 1881.

Dates Février	26	27	28	Mars 1	2			
Jours de Maladie	12e m. s.	13e	14e	15e	16e			

P.	T.
	42°
160	41°
140	40°
120	39°
100	38°
80	37°

Mort

TROISIÈME SÉRIE

Je dois la communication de ces observations prises (sauf la dernière) dans le service de M. Gallard, à l'Hôtel-Dieu, à l'obligeance de M. Dieudonné, externe du service.

Obs. I. — *(Troisième série.)*

Fièvre typhoïde. — Pluyand, Antoine, 20 ans, entré le 26 février 1881, salle St-Denis n° 9 (Hotel-Dieu) service de M. Gallard.

Antécédents. — Mère morte de la poitrine. Il y a quatre ans fluxion de poitrine. Chancre à la verge il y a trois semaines.

Le malade est né à Paris. Pas d'excès antérieurs. Il est souffrant depuis 12 jours, mal de tête, courbature générale, rachialgie intense. Diarrhée abondante, pas de vomissements, appetit nul, pas d'épistaxis.

26 *au soir*. — A son entrée, son état est le même ; on n'observe ni photophobie, ni bourdonnements d'oreilles ; mais la courbature est générale, la langue est sèche, collante, couverte de fuliginosités ainsi que les gencives. T. S. 40°.

27 *février*. — T. M. 39°,2 ; T. S. 39°,6. Pouls 130.

28. — Beaucoup de diarrhée et de délire cette nuit ; langue sèche, ventre tendu. On observe une tache. Pouls petit, irrégulier, 136 pulsations. T. M. 39°,4. T. S. 39°6. Le malade a vomi du lait.

1er *mars*. — Le malade est très abattu ; il répond encore, mais difficilement aux questions. Délire nocturne. Moins de diarrhée que précédemment, pas de toux. T. M. 39°,8 T. S. 40. pouls 142.

2. — Mort cette nuit à 4 heures. Pas d'autopsie.

Pouls et Température.

26 *février*. — Temp. soir + 40°,2.

27 *février*.	Matin + 39°,2 Soir + 39°,6	Pouls 130.

28 *février.*	Matin + 39°,4 Soir + 39°,8	Pouls 136.
1er *Mars.*	Matin + 39°,8 Soir + 40°,	Pouls 141.

Mort dans la nuit.

OBS. II. — (*Troisième série.*)

Mourlay, Gabriel, 27 ans, chaudronnier, entré le 17 janvier 1881, salle St-Denis, n° 24 (Hôtel-Dieu). Service de M. Gallard.

Antécédents. — En 1870, variole, en 76, fièvre intermittente, A eu du délire probablement alcoolique. Père et mère bien portants. Frères et sœurs morts de la fièvre typhoïde. Pleurésie à droite, laissant encore quelques froissements.

Le malade a fait des excès, il y a huit jours. Le 9 au soir et le 10, pas d'appétit, il continue à se lever. Le 10 dans la journée, frisson intense et point de côté à gauche (il avait eu chaud et froid la veille).

Le 13 et le 16, vomissements ; un peu de diarrhée, deux selles par jour. Pas d'épistaxis, pas de bourdonnements, pas de photophobie, ni de mal de reins.

État actuel. — Ventre ballonné, une tache rosée, douleur assez violente à gauche, râles sibilants en très petite quantité à droite ; rien au cœur. Langue petite, blanche, rouge au bord, collante, douleur épigastrique. T. M. 38°,9, pouls 96. T. S. 40°, pouls 96.

19. — Épistaxie légère, ventre ballonné, 2 taches rosées. Dans les deux poumons, râles de bronchite ; matité à droite, pas de souffle, un peu de congestion. T. M. 39°,4, pouls 96. Ipéca 2 grammes, T. S. 39°.

20. — T. M. 39°,2, pouls 98. Beaucoup de douleurs, dit-il ; pas de diarrhée. Deux épistaxis hier dans la journée ; un peu de bourdonnements d'oreilles, le malade dort peu, T. S. 40°,9.

21. — T. M. 39°. Pouls 102. Ventre très ballonné, (huile camphrée sur le ventre, eau de Sedlitz). Pouls dicrote, soubresauts des tendons. Anurie ; on sonde le malade ; cathétérisme difficile, contracture du sphincter de la vessie qui ne se laisse

N° 3ème Série. Obs. II Mourlay, 27 ans, 1881.

Dates: Janvier	18	19	20	21	22	23	24	25		
Jours de Maladie	m 8e s	9e	10e	11e	12e	13e	14e	15e		

42°
160 41°
140 40°
120 39°
T=
100 38°
P=
80 37°

Mort

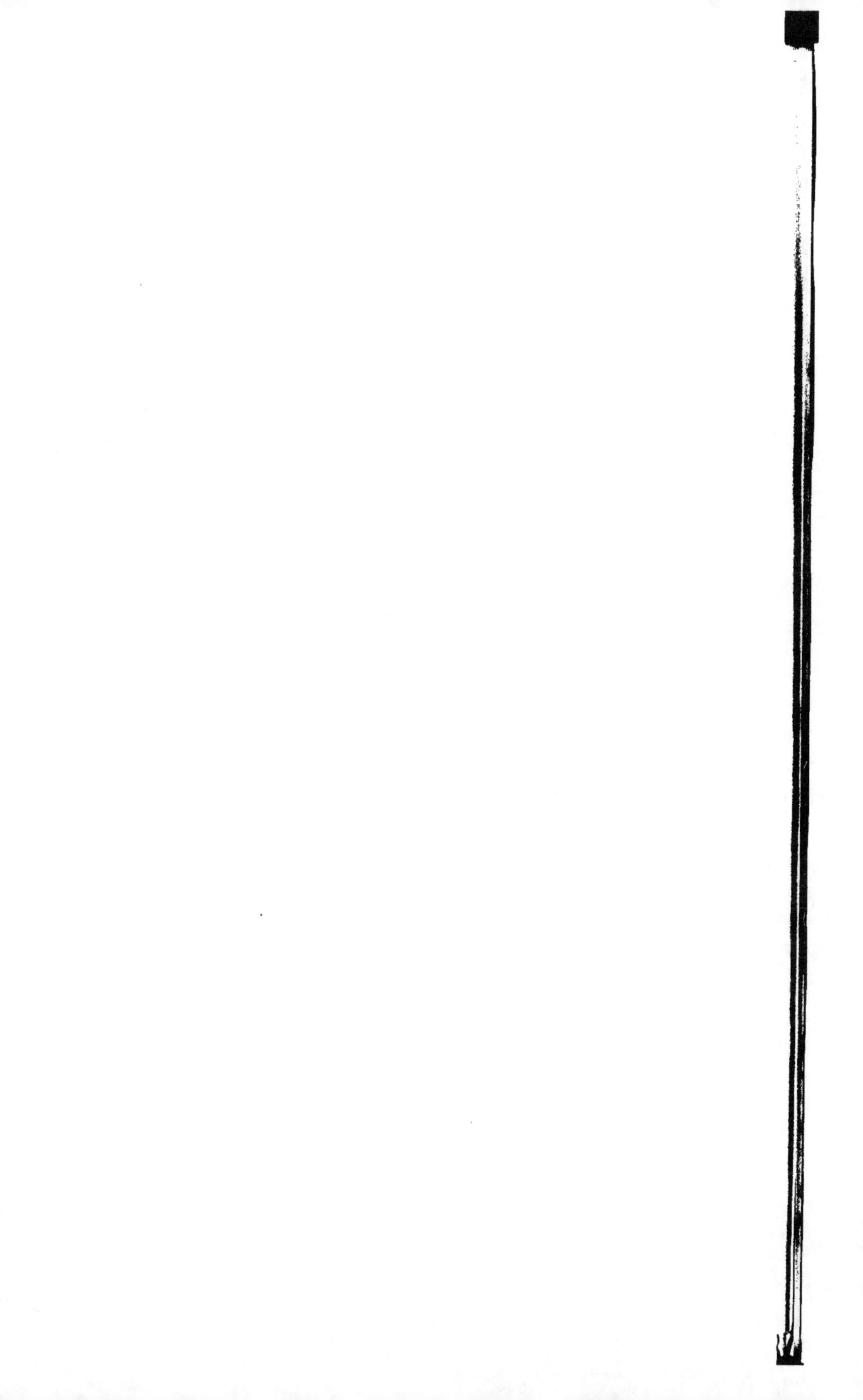

N° 3ème Série. Obs. III. Pierre, 25 ans, 1881.

Dates Janvier	13	14	15	16	17	18	19	20	21	22	23	24	25	26	27		
Jours de Maladie R. P. T.	11e m. s	12e	13e	14e	15e	16e	17e	18e	19e	20e	21e	22e	23e	24e	25e		

vaincre que par la sonde métallique. On retire environ un litre de liquide. T. S. 39°,4.

22. — Diarrhée abondante, délire intense. Le malade veut se lever et parle constamment. Température 38°,4, pouls 100, respiration 44 ; soubresauts des tendons, anurie, ventre ballonne, langue et gencives fuligineuses. T. S. 38°,5.

23. — Le malade est de plus en plus abattu. Respiration 48, pouls 124, température 40°. Ventre très ballonné ; anurie complète. Râles sibilants et soufflants à droite surtout, mélangés de râles sous-crépitants. Pas de souffle réel ; respiration un peu soufflante au tiers moyen du poumon droit en arrière. Pas de délire actif ; langue rouge couverte d'un enduit brunâtre ; gencives fuligineuses. Lotions froides vinaigrées. T. 40°,6.

24. — Temp. 38°, pouls 118. Respiration 50. Dyspnée intense, l'anurie persiste, le ventre est très ballonné. On a sondé le malade hier matin ; le soir il était sorti un peu de sang. Quantité d'urine, un litre. Pas de délire, trémulation des tendons et de la langue qui est ratatinée. Il ne peut presque plus avaler. Temp. 38,7.

25. — Le malade meurt à une heure du matin. Il a présenté avant beaucoup d'agitation sans trop de délire.

26. — *Autopsie*. Adhérences anciennes des deux lèvres, surtout à droite ; poumons congestionnés principalement du même côté. Le cœur ne présente qu'un peu d'épaississement de la mitrale et de la tricuspide.

Reins normaux, un peu gras. Foie gras, surtout le lobe gauche. Rate grasse, diffluente ; adhérences fortes avec le foie et les organes environnants. Intestin. Colon distendu ; six plaques de Peyer ulcérées, sur l'une d'elles l'intestin est presque perforé ; d'autres sont injectées ou ramollies. Follicules clos très hypertrophiés et ulcérés ; au niveau de la valvule iléo-cœcale, on observe un gros ganglion congestionné et un peu ramolli.

Obs. III. — (*Troisième série.*)

Pierre Francisque, 25 ans, confiseur. Entré le 13 janvier 1881. Père mort d'hémorragie, mère et frères bien portants, habite Paris depuis longtemps.

Depuis le 2 janvier, céphalalgie, pas de saignement de nez. Le malade a travaillé pendant 3 nuits, il a éprouvé quelques petits frissons. Il y a quatre jours, point de côté, qui n'a pas persisté ; appétit nul, pas de vomissements. Langue sèche, rouge, collante, fendillée ; gencives fuligineuses. Taches rosées nombreuses sur le ventre, ballonnement, un peu de rétention d'urine, pas de diarrhée. Prostration complète, peu de sommeil, agitation sans délire. Depuis 4 jour, le malade tousse beaucoup et depuis le 2 janvier sa voix s'est voilée peu à peu. Aujourd'hui, aphonie complète, douleur de gorge, (l'examen n'y révèle rien), douleur et chatouillement dans le larynx. Toux quinteuse, sans expectoration. Dans les deux poumons, râles sibilants et ronflants. Râles sous crépitants à la base droite ; pas de soufffe. Légère exagération du retentissement de la toux, submatité. Aucun signe de phtisie aiguë dans les poumons.

Diagnostic. Fièvre continue.

Le 13 janvier au soir, T. 39°,4, pouls 100. Pas de douleurs de ventre, ni de vomissements.

14. — Pouls 96, t. 38°,6. Eau de Sedlitz, lavement, compresses vinaigrées sur le front. Soir, t. 38°,3, pouls, 97.

15.— T. 37°,9, pouls 96. Quelques crachats sanguins. Congestion aux deux bases, surtout à droite. Régime. Limonade citrique, vin, bouillon, t. s. 40°,5, pouls 100.

16. — T. M. 39°,7. Pouls 88, pas de diarrhée. Soir 38°.

17. T. M. 38°,4, pouls 90. Un peu de diarrhée hier (4 selles), soir, t. 38°.

Le 18. — Rien de nouveau. Pouls 76. t. m. 37°,8. t. s. 37°,4.

Le 19. — Pouls 94. t. m. 36°,6. t. s. 38°.

Le 20. — Toujours de l'aphonie, t. m. 36°,6, pouls 78, langue petite rouge, fendillée et sèche. Congestion à la base du poumon droit. L'appétit revirent. Soir, temp. 38°,2.

Le 21. — T. m. 36°,8. Pouls 88. Soir t. 38°.

Le 22. — 36°.6. Pouls, 74. L'aphoniep ersiste. Le malade va mieux. Deux ou trois selles par jour. t. s. 36°,8.

Le 23.— T. m. 37°,6. Pouls 96. Le malade demande à manger et à se lever. Il va aussi bien que possible, sauf son aphonie qui persiste. Pas de douleurs de ventre ; ni tâches, ni ballonnement, t. s. 38°,5.

N° 3ème Série. Obs. IV, Georges, 22 ans, 1881.

Dates Janvier	13	14	15	16	17	18	19	20	21	22	23	24	25	26	27	28	29	30	31
Jours de Maladie R. P. T	10e m. s	11e	12e	13e	14e	15e	16e	17e	18e	19e	20e	21e	22e	23e	24e	25e	26e	27e	28e

42°
160 41°
T
140 40°
120 39°
100 38°
P
80 37°
60 36°

Guérison

Le 24. — T. 37°,2. P. 82; soir t. 37°.

Le 25. — T. 36°,6, P. 80; soir t. 36°,8.

Le 26. — T. 36°,8, va très bien, la voix revient un peu. Selles faciles. On donne à manger.

Le 29. — Depuis quelques jours, éruption de furoncles.

Le 9 *février*. — Toujours des furoncles. Cataplasmes et bains. Céphalalgie et constipation; langue rouge et un peu sèche.

Le 18. — Les furoncles persistent; on en ouvre plusieurs.

Le 28. — Le malade a la gale. Frictions avec la pommade d'Helmerich, et bains. Plus de furoncles.

Le 4 *mars*. — Le malade va bien.

Le 10. — Part pour Vincennes.

Obs. IV. — *(Troisième série.)*

Georges-Pierre, 22 ans, domestique. Entre le 13 janvier 1881, salle Saint-Denis, n° 12, Hôtel-Dieu, service de M. Gallard.

Pas de maladies antérieures; père mort à 75 ans; mère et frère bien portants, habite Asnières depuis 18 mois et Paris depuis deux mois.

État actuel. — Mal de tête depuis le 1er janvier, sans cause appréciable; pas d'excès. Le malade a éprouvé quelques frissons, et tousse un peu. Inappétence depuis 8 jours, il ne prend que des bouillons. Alité depuis 5 jours; purgatif, n'a pas été à la selle depuis 3 jours.

Céphalagie occipitale, insomnie. Langue rouge, saburrale-sèche, un peu collante; pas de vomissements; très légère épistaxis il y a quatre jours. Douleurs dans les reins, crampes dans les jambes : un peu de sibilance dans les poumons. Bruit prolongé à la base du cœur. Bourdonnements d'oreille. Le malade ne peut tourner la tête. Pas de gargouillement ni de douleur dans la fosse iliaque hier soir 40°,8. Ce matin 38°,5. pouls 96 soir 76. Régime, orge miellée, eau de Sedlitz, cataplasme, compresses vinaigrées, bouillons, stupeur, abattement, taches rosées, frisson violent hier.

Le 15.— T. m. 39°,8, t. s. 38°,7 pouls 92 ; légère épistaxis cette nuit, douleur dans la fosse iliaque droite; dont peu, sommeil agité, sans délire cependant. Soir, t. 39,6. Pouls petit non dicrote, 92 pulsation.

Le 16. — Légère épistaxis hier; ne va pas à la selle depuis sa purgation, douleurs dans le ventre. Pouls 98. t. 39°,7 peu de sommeil, sifflements dans les oreilles, ce matin gencives sèches, orge miellée de Sedlitz. Soir t. 39,8.

Le 17. — T. 38°,9 pouls 88, saigne un peu du nez, a été à la selle ce matin, souffre un peu dans le ventre. Soir 39,4, air toujours très abattu.

Le 18. — Pouls 98. t. 39°,3. Soir 39°,3.

Le 19. — Pouls 92. t. 39°,6. Courbature générale, mouche un peu de sang, moins de céphalalgie. soir t. 39°,2. Eau de Sedlitz 1 verre. Soir t. 39°,2.

Le 1er *février*.— Amélioration continue; température abaissée. Le malade mange un peu, toujours un peu de céphalalgie; langue bonne, selles régulières.

Le 9. — Va bien, toujours un peu de mal à la tête. Régime 1er degré.

Le 18. — Va toujours bien; quelques saignements de nez, un peu de douleur de tête.

Le 3 *mars*. — Part pour Vincennes.

Obs. V. — (*Troisième série.*)

Guillemord, Joseph, 25 ans, maréchal. Entré le 18 janvier salle Saint-Denis, n° 18. Service de M. Gallard.

Pleurésie il y a trois ans, habite Paris depuis trois mois.

Céphalalgie et courbature depuis le 1er janvier. Le 6, plusieurs vomissements. Pas d'épistaxis, bourdonnements d'oreille qui ont disparu. Nuit agitée; appétit nul.

Aujourd'hui. — Température 38°,8; douleur vive à la pression dans la fosse iliaque droite; 2 taches rosées sur le thorax, céphalalgie frontale, gargouillement dans la fosse iliaque droite. Râles de bronchite à droite en arrière; à gauche, matité et diminution des vibrations thoraciques. Rien au cœur, pas d'albumine;

N° 3ème Série. Obs. V. Guillemord, 25 ans 1881.

Dates. Janvier	19	20	21	22	23	24	25	26	27	28	29	30	31	Février 1	2	3	4	5	6
Jours de Maladie.	11e m. s.	12e	13e	14e	15e	16e	17e	18e	19e	20e	21e	22e	23e	24e	25e	26e	27e	28e	29e

R.	P.	T.
		42°
	160	41°
	140	40°
	120	39°
	T=	
	100	38°
	P=	
	80	37°
	60	36°

Guérison.

état saburral de la langue. Facies prostré, pas de délire, peu de sommeil.

19 — Pouls 102. Température 38°. Soir 37°,4 (orge miellé. Sulfate de soude et tartre stibié, bouillon.

20. — Température 38°,8. Pouls petit, régulier, fréquent, 102, 6 selles cette nuit, a vomi deux fois. Soir, temp. 39°.

21. — Diarrhée abondante, 10 selles dans la nuit. Le malade tousse beaucoup, un peu de céphalalgie ; langue meilleure, mais sèche et fendillée. Temp. 39°, pouls 107. Respipation courte, pas de râles. Eau de Sedlitz. Soir temp. 37°,8.

22. — Diarrhée toujours intense, insommie. Temp. 38°,2. Pouls 108. Soir 37°,8. Eau de Sealitz.

23. — Le malade ne dort presque pas ; air moins abattu, soif vive. Temp. 37°, pouls 104. Le malade a vomi hier. Ce matin, pendant la visite, après l'ingestion d'un verre de limonade vineuse, vomissement ressemblant à un vomissement fécaloïde ; (plusieurs boulettes jaunâtres, sans odeur cependant) t. s. 37°,5.

24. — Temp. 38°, pouls 104. Ni douleur ni ballonnement du ventre ; pas de taches. Diarrhée et vomissements ; le malade a rendu la tisane qu'il venait de prendre. La moindre ingestion ou le moindre mouvement provoquent des nausées ou des vomissements. Moins de congestion pulmonaire. Soir, temp. 38,8.

25. — Pouls 108, temp. 38°,2. Hier a vomi du lait caillé en prenant un verre d'eau de Sedlitz. Douleur épigastrique, pas de ballonnement, diarrhée, 5 ou 6 selles. Le malade ne dort pas et tousse un peu.

26. — Les vomissements cessent ainsi que la diarrhée. Pouls 102. Ce matin, la région parotidienne est douloureuse des deux côtés et gonflée surtout à droite. Langue toujours sèche et collante ; le soir, temp. 39°,5.

27. — Pas de selle hier ni cette nuit. Le malade ne souffre que de la tête et de la parotide gauche qui présente de la tuméfaction sans fluctuation. Soif toujours vive, douleurs dans les jambes et dans les reins ; ventre un peu plus tendu, gargouillement dans la fose iliaque gauche, langue très sèche et collante, gencives fuligineuses, pouls 100, temp. 39°,6, soir 39°,4.

28. — N'a pas pu uriner dans la nuit, pas de selles depuis hier soir. La parotide est toujours gonflée, mais peu douloureuse. Peu de douleurs dans le ventre ; toujours un peu de céphalalgie. Pouls, 96, temp. 39°,2, soir 39°,8. Eau de Sedlitz.

4 février. — Temp. 36°,8, pouls 98. Côté droit enflé un peu au-dessous de la parotide, vers l'angle de la machoire.

9. — Va bien, pas de diarrhée, pas de vomissements, pas de toux, rien dans la poitrine ; la langue se nettoie, pas de mal de tête.

10. — Hier le malade a uriné un peu de sang ; ce matin il sort de l'urèthre une goutte de pus, douleurs en urinant (pas de blennorrhagie à son entrée).

18. — Selles faciles, plus de douleurs, bon appétit. Déformation à l'angle de la mâchoire qui paraît être le siège d'un peu de periostite.

25. — Sort guéri ; les forces sont revenues, mais la mine est toujours mauvaise.

Obs. VI.— (*Troisième série.*)

Bouchenois, Clement, 22 ans, garçon de pharmacie ; entré le 12 mars 1881 salle St-Denis n° 3. Service de M. Gallard.

Pas d'antécédents, sauf un abcès de la paroi thoracique : habite Paris depuis 5 mois.

Il y a huit jours, le malade s'enrhume et tousse. Mal de tête et épistaxis il y a trois jours ; il prend un vomitif. Depuis huit jours, diarrhée peu abondante, inappétence, transpiration abondante. Il se couche le 7 ; toux fréquente sans point de côté. Tous les jours fièvre : on lui donne 80 centig. de sulfate de quinine. Nuits agitées, sauf les dernières où il a dormi grâce à une potion morphinée.

Le 13. — Plus d'appétit, langue rouge, peu saburrale ; ventre peu tendu, gargouillement dans la fosse iliaque droite : 3 taches rosées ; rien aux poumons ni au cœur (Eau de Sedlitz).

Le 14. — Taches rosées, un peu de diarrhée, délire léger, transpiration abondante ; un peu abattu, pas de mal de tête.

Le 19. — Le malade a vomi hier ; il se plaint de tousser beau-

N° 3ème Série. Obs. VII. Galli ; 23 ans ; 1881.

Dates Janvier	17	18	19	20	21	22	23	24	25	26	27	28	29	30	
Jours de Maladie R. P. T.	10e m. s.	11e	12e	13e	14e	15e	16e	17e	18e	19e	20e	21e	22e	23e	

T= 42° 41° 40° 39° 38° 37°

P= 36° 35°

Guérison

coup, rien dans la poitrine ;nuit un peu agitée mais sans délire; toujours un peu de diarrhée (Eau de Sedlitz tous les deux ou trois jours). Quelques taches rosées sur l'abdomen, sudamina, vomissement ressemblant à un vomissement fécaloïde.

Le 20. — Vomissement léger ; taches nombreuses, jusque sur les bras ; pas d'abattement.

Le 23. — Les vomissements continuent ainsi que la toux, rien dans la poitrine ; gargouillement dans la fosse iliaque gauche ; insomnie.

Le 24. — Tousse un peu moins, dort peu. Taches rosées nombreuses, la diarrhée continue ; légère épistaxis hier.

Le 2 avril. — Le malade va très bien, plus de diarrhée, les taches ont disparu, pas de ballonnement ; le sommeil est revenu.

Le 21. — Part pour Vincennes.

Dans cette observation, la température au moment de l'entrée était de 40°, elle n'a jamais dépassé depuis 39° 6. Quant au pouls il a toujours oscillé dans une moyenne peu considérable (90 au maximum).

Obs. VII. — *(Troisième série.)*

Galli, Joseph, 23 ans, menuisier, entré le 17 janvier 1881, salle Saint-Denis, n° 3, service de M. Gallard.

Antécédents nuls. Habite la France depuis 21 mois.

Le malade a travaillé jusqu'au 15 de ce mois. Depuis quinze jours, inappétence, pas d'épistaxis. Le 15 il prend un vomitif ; diarrhée qui a un peu diminué, mal de tête occipital, pas de bourdonnements. Le 17 au soir, température 40°.

Le 18.— Température 38°, 2. Pouls irrégulier, 84 ; de temps en temps, dédoublement à la base. Langue sèche très rouge ; gencive saignant facilement. Ventre ballonné, pas de douleurs ; rien dans la poitrine. Pas de taches, ni de gargouillement. Submatité, congestion intense dans les deux poumons ; dans toute l'étendue, bouffées de râles sous-crépitants, pas de souffle. Temp. 38°, 6. (Eau de Sedlitz, 30 ventouses sèches.)

Le 19. — Grande agitation dans la nuit ; épistaxis abondante, ventre ballonné, non douloureux, une tache rosée (eau de Sedlitz). Pouls petit, 88 ; temp. 39°, soir, 39°, 6.

Le 20.— Temp. 38°, 8, pouls 82. L'epistaxis continue ainsi que le délire. Ce matin, air abattu ; le malade a vomi hier son premier verre d'eau de Sedlitz. (Ipéca stibué) Congestion intense à droite, moindre à gauche. Temp. soir 39°, 2. Le malade est dans le coma et ne répond pas aux questions.

Le 21. — Encore un peu de saignement de nez, ventre ballonné, congestions dans les deux poumons (Eau de Sedlitz, extrait thébaïque 0, 05 cent.).

Le 24. — Moins de délire, plus de diarrhée.

Le 1er février. — Depuis deux jours, un peu de constipation. Le malade va très bien, plus de râle, plus de ballonnement, plus de taches.

Le 9. — Va bien.

Le 18.— Peu d'appétit, ne mange même pas un dégré, selles faciles.

Le 4 mars. — Le malade va bien, les forces reviennent, ainsi que l'appétit.

Le 10 mars. — Part pour Vincennes.

Nous compléterons cette dernière série par une 8e observation empruntée à M. Henry Thompson, intéressante surtout, comme on le verra plus loin, par la température qui était au-dessous de la moyenne physiologique et l'extraordinaire fréquence du pouls [1].

Obs. VIII. — *(Troisième série).*

Edouard B..., 39 ans, cocher, entre le 14 mars 1874 à l'hôpital Middlesex, dans le service du docteur Henry Thomson. Trois semaines avant son admission, pris de malaise général qu'il attribue à un refroidissement ; travaille cependant comme d'habitude. Il y a quatorze jours, fut obligé de garder le lit. Céphalalgie intense. Trois ou quatre jours avant son entrée, soubre-

1. Case of enteric fever with typhoïd symptoms prolonged into a period. of normal average temperature. *Lancet*, may 9, p. 657, 1874.

sauts musculaires, puis délire ; pas de diarrhée ; constipation depuis six jours.

Le 14, 7 *h*. P.M. P. = 144 R. = 44 T. = 101°,2 (38,3). Facies jaune terreux ; mouvements spasmodiques des muscles de l'avant-bras et de la face. Myosis. Langue sèche, brune, fendillée. Abdomen distendu. Pas de taches rosées. Rate volumineuse. Râles sibilants dans toute la poitrine ; face livide ; parle faiblement ; toux laryngée. Émission involontaire d'urine le soir.

Le 15. — Sopor. Soubresauts tendineux ; carphologie. Incontinence d'urine.

M. P. = 132 R. = 28 T. = 100°,2 (37,8)
S. P. = 128 R. = 28 T. = 99°,1 (37,2)

Le 16. — Amélioration de tous les symptômes précédents :

M. P. = 128 R. = 32 T. = 99°,1 (37,2)
S. P. = 132 R. = 32 T. = 98°,8 (36,7)

Le 17. — Bonne nuit. Plus d'incontinence d'urine : D. = 102° ; pas d'albumine. Selle involontaire jaune-verdâtre,

M. P. = 132 R. = 32 T. = 98°,6 (36,7)
S. P. = 136 R. = 20 T. = 99°,6 (36,7)

Le 18. — Ventre volumineux non sensible. Délire pendant la nuit ; a voulu se lever.

M. P. = 140 R. = 40 T. = 99°,4 (37,5)
S. P. = 132 T. = 98° (36,6)

Le 19. — A vomi la veille. Selle semi-solide. La carphologie et le délire persistent.

M. P. = 132 R. = 32 T. = 98°,4 (36,7)
S. P. = 132 R. = 38 T. = 99°,2 (37,2)

Le 20. — Vomissements porracés contenant une matière qui ressemble à du sang. Rien au microscope. Langue sèche, abdomen distendu.

M. P. = 132 R. = 40 T. = 98°,6 (36,7)
S. P. = 144 T. = 99° (37,2)

Le 21. — Douleur préombilicale. Distension énorme de l'abdomen. Pouls plus plein. Moins de soubresauts.

M. P. = 120 T. = 98° (36,2)
S. P. = 116 R. = 24 T. = 99° (37,2)

Le 22. — Parle nettement pour la première fois.

M. P. = 132 R. = 43 T. = 98° (36,6)

S. P. = 120 R. = 28 T. = 97,8 (36,5)

Le 23. — Pas de soubresauts. L'abdomen revient à son volume normal.

M. P. = 124 T. = 98° (36,6)

S. P. = 120 T. = 98,2 (36,6)

A partir de ce moment, la maladie marcha régulièrement vers la convalescence ; le pouls resta toujours élevé ; ils descendit rarement au-dessous de 100, jamais à moins de 90.

Le traitement consista en stimulants alcooliques, essence de térébenthine, acide sulfurique et gallique, quinine ; jamais au dessus de 6 grains (30 centigr.) par jour.

Nous ne reprendrons point pour les deux séries qui viennent de suivre le dépouillement analytique que nous avons fait pour la première ; nous ferons remarquer seulement que ces observations, prises dans des services différents et sans préoccupation, démontrent exactement ce qu'avaient démontré les nôtres.

Prenons le premier cas de la deuxième série, par exemple : nous trouvons cette convergence finale dont nous avons parlé, la température est élevée, le pouls se tient au contraire dans des limites rassurantes ; tout à coup les deux courbes suivent une marche ascensionnelle ; celle du pouls est plus rapide et plus assurée que celle de la température.

L'histoire du malade se termine de la sorte : élévation brusque du pouls, collapsus, mort ; et l'autopsie montre les lésions dont on pouvait *à priori* supposer l'existence, décoloration et ramollissement du myocarde.

Dans cette seconde série, nous trouvons un autre cas, dont nous n'avons pas vu jusqu'ici l'analogue :

Les choses suivent régulièrement leur cours ; le pouls est à 90, la température à 38°,8. Indépendamment de l'état typhoïde, le malade ne présente aucun phénomène inquiétant ; tout à coup le thermomètre marque 40°,4, il redescend le lendemain à 39°,6, mais l'état général est déplorable. Le malade, qui a eu la veille au soir de violentes coliques, se tord dans son lit ; il a de l'incontinence des urines et des matières fécales, des vomissements bilieux, de l'agitation, du délire ; le ventre est plus distendu, les muscles des parois sont durs et contracturés ; il y a de la stupeur, du délire. Ces terribles accidents ne firent qu'augmenter dans le cours de l'après-midi ; à la visite du soir, le malade répondait à peine aux questions, les coliques persistaient. Dans la nuit le délire prit un caractère aigu ; il crie, se débat, se lève de son lit à 4 heures 3/4 du matin ; on le recouche, un calme absolu succède à cette période d'agitation ; une demi-heure plus tard il était mort. On n'était qu'au 8e jour de sa maladie et cependant il n'y avait guère à se méprendre sur la nature des accidents ; la violente douleur intra-abdominale, les vomissements bilieux, l'exacerbation de tous les symptômes ne pouvaient être dus qu'à une perforation intestinale. A l'autopsie, on trouva à un mètre au-dessus de la valvule iléo-cœcale, une large plaque ulcérée, tuméfiée, présentant une perforation de 6 millimètres de diamètre.

Qu'était devenu le pouls pendant cet intervalle ?

De 90 il était monté brusquement à 109 ; la température redescendait ; on ne comptait plus que 39°8 ; il y avait 132 pulsations à la minute ; le soir qui précéda la terminaison, la température était de 40°,6 et le pouls à 132. Les premiers symptômes du formidable accident qui probablement était déjà en train de se produire fut l'élévation brutale et absolument inattendue de la courbe artérielle ; l'état général se modifia du même coup. Dès l'instant où l'on avait du soir au matin ce passage inexpliqué de 90 à 110 pulsations, on pouvait prévoir qu'il s'était produit une lésion nouvelle et très grave. Dans ce cas, il est probable que l'insuffisance fonctionnelle du cœur tient à sa paralysie. On ne saurait supposer que dans un intervalle aussi court, il se fait une altération suffisante de ses tissus pour aboutir au collapsus ; en revanche, la perforation de l'intestin et sa conséquence immédiate, le passage des liquides dans la cavité péritonéale, ont leur retentissement du côté de l'estomac et même de l'encéphale ; il y a des vomissements répétés ; du délire une sorte d'état syncopal analogue à celui que l'on trouve dans le cours de l'étranglement herniaire. Il n'en faut pas davantage pour produire un collapsus mortel chez un individu déjà affaibli par une fièvre de plusieurs jours. Il se passe ici, comme le dit Liebermeister, quelque chose d'analogue à ce que l'on observe à la suite des traumatismes et constituant cette espèce de complexus morbide mal déterminé que l'on appelle aujourd'hui le choc chirurgical.

Les autres observations des deux dernières séries sont, comme nous l'avons dit, autant de preuves à l'appui des dernières apportées plus haut ; malheureusement si la multiplicité des faits est indispensable pour arriver à une démonstration pathologique, cette multiplicité ne saurait être que fastidieuse par la reproduction constante des mêmes éventualités : L'histoire de nos malades, abstraction faite des noms et des dates n'est le plus souvent qu'une copie. La température descend ou reste stationnaire ; la fréquence du pouls augmente et tout finit par la mort.

Le malade de l'observation III de la seconde série meurt avec un pouls à 122 et une température à 41. Le pouls était monté d'abord, la température était montée à son tour, puis elle était redescendue à 39 ; mais l'ascension du pouls avait continué. — Le malade de l'observation I de la troisième série n'eut jamais plus de 40 ; celui de l'observation II (même série), jamais plus de 39, 8.

Cela n'empêcha pas que tous les deux moururent sans perforation intestinale, sans pneumonie hypostatique, sans symptômes cérébraux ; chez l'un le pouls était à 130, chez l'autre il était à 142.

Il semble même que certaines complications locales, suffisantes pour intéresser assez sérieusement l'état général, pour faire monter le thermomètre ne retentissent que momentanément sur le pouls, ou n'y retentissent pas.

Dans l'observation I (1re série, p. 32), nous voyons une ascension brusque du pouls, lorsque la température accuse une tendance à descendre. Le 9 décembre au matin, on avait 55 pulsations et le soir 70, le 10 à la visite on en avait 95 ; l'élévation de la température dans cet intervalle, n'avait été que de 1/10 de degré, mais le soir elle monta de 37,5 à 40,2. L'accélération du pouls a donc précédé de plus de six heures celle de la température ; à partir de ce moment le parallélisme a été régulier et continu, la défervescence se fit sans nouveaux arrêts ; il est probable que cette exarcerbation temporaire tenait à de la congestion hypostatique de la base des deux poumons. Dans ce cas l'accélération du pouls a servi d'avant-coureur à l'élévation thermique, elle eût pu le faire prévoir. Le parallélisme des deux courbes est interrompu par une sorte de promontoire que forme celle du pouls au delà de celle de la température.

Dans l'observation II (même série, p. 33), au contraire, tout est régulier ; il a une rechute, la température monte graduellement, le pouls suit la même marche ; vers la fin surviennent des hémorragies intestinales abondantes ; l'état général s'altère au point de donner de graves inquiétudes ; il n'y a pas d'exacerbation, le cœur fonctionne régulièrement malgré cela, le pouls n'a ni soubresauts, ni oscillations insolites. La valeur pronostique de pareils symptômes était satisfaisante et la suite donna raison aux prévisions favorables qu'on en avait tirées. La convalescence suivit régulièrement son cours et tout rentra dans l'ordre. Chez ce malade, il n'y avait jamais eu plus de 100 pulsations par minute. Notons dans l'observation IV (même série, p. 36), une élévation isolée du pouls pendant la convalescence ; il était à 70, et il remonte brusquement à 90. La température reste ce qu'elle était.

Dans le cinquième fait, le pouls oscilla généralement entre 90 et 100, une fois cependant il s'éleva jusqu'à 110. La température concomitante était de 39. Cette anomalie s'explique par des accidents rhumatoïdes que le malade présentait dès le début. Le jour où l'accélération du pouls fut notée, il y avait dans les épaules des douleurs beaucoup plus pénibles que d'habitude elles disparurent le lendemain et tout rentra dans l'ordre.

Il y a quelque chose d'analogue dans une observation de la dernière série. On avait 38, 6 le matin, le soir on trouve 39 8 ; l'état général laisse à désirer, le malade vomit constamment, le facies devient mauvais, les dents sont fuligineuses, l'affaissement psychique est plus marqué qu'il ne l'était jusque-là ; malgré cela, il y a tous les matins une diminution de la fréquence du pouls qui reste plein et régulier, la veille au matin, il était à 108 ; le lendemain il n'est plus qu'à 102, puis il oscille entre 100 et 90. Dans cet intervalle, une parotidite s'était dessinée ; les deux glandes étaient tuméfiées, douloureuses à la pression, les téguments qui les recouvraient étaient rouges, chauds, tendus ; cette phlegmasie glandulaire était assez étendue puisque au moment de la convalescence, il y avait encore de l'induration et sur la branche montante du maxillaire supérieur une douleur limitée qui faisait supposer que la maladie s'était propagée jusqu'au périoste de cet os : l'état du cœur ne laissait rien à désirer, la circulation était satisfaisante, l'insultus passa et la parotidite n'alla point jusqu'à la suppuration, ce qui eût singulièrement compliqué les choses.

Dans l'observation VIII de la troisième série, observation complémentaire si l'on veut, les choses étaient plus singulières encore ; si l'on n'eût eu pour faire le diagnostic la courbe de la température, on eût certainement pas songé à une fièvre typhoïde. Non seulement il n'y avait pas d'élévation, mais on était en présence d'un abaissement continu, ce cas est du reste extraordinaire du commencement à la fin. « Un pouls à 120 et au delà, dit Griesinger, indique toujours une marche redoutable. Cette circonstance est partout d'un mauvais pronostic quand elle n'est point passagère, mais qu'elle dure plusieurs jours ou même une semaine. Chez les adultes, on doit toujours regarder comme un présage de mort un pouls à 140. »

Dans le cas actuel, il y avait 144 le jour de l'entrée et 9 jours plus tard, quand l'amélioration se dessina 120. Du reste l'auteur a signalé lui-même ces bizarreries.

« L'intérêt réel de ce cas, dit-il, réside dans la persistance des symptômes typhoïdes, bien au-delà du temps où le thermomètre semblait indiquer leur disparition. Le 16 mars au soir, la température tombe à 36, 7. Ce n'était pas là un accident, un abaissement dans le cours d'une élévation normale ; au contraire, tout faisait supposer que la convalescence allait arriver ; il y eut sans doute des variations thermiques, mais celles-ci n'excédent pas 37, 5, dans un jour, 36, 5 dans un autre. Durant 7 jours, à partir du 16 inclusivement, la température fut le matin et le soir, 36, 7, durant les 4 jours suivants, elle varia de 2/10 de degré Fahrenheit par jour.

On eût pu espérer qu'à partir de ce moment les symptômes diminueraient de gravité.

Il y eut en effet, au commencement de cette période, une légère amélioration, la stupeur cessa, les soubresauts des tendons devinrent moins fréquents, l'urine passa naturellement.

A d'autres points de vue, tout allait plus mal, le délire était pis qu'auparavant, les tremblements et le passage involontaire des fèces continuaient, il y avait de la carphologie, celle-ci cessa le 19 ; le 20 le délire et les tremblements cessèrent à leur tour, le soubresaut des tendons seul alla jusqu'au 22. Pendant tout ce temps le pouls resta à 130. On peut admettre que les selles sombres du 15 renfermaient du sang et que l'hémorragie avait abaissé la température ; s'il y avait eu réellement une hémorragie, celle-ci eût été en réalité beaucoup trop faible pour cela... « En résumé, ajoute l'auteur en terminant, un semblable cas ne nous permet-il pas, quoi que cela paraisse aujourd'hui une hérésie, de mettre en doute les dogmes de la thermométrie? (1)

Une observation présentant une certaine analogie avec celle-ci, si nous en croyons les résumés donnés pas les revues de l'époque, a été publiée, plus récemment par un médecin américain, M. Woodbury; nous regrettons vivement de n'avoir pu nous procurer le recueil où elle se trouve pour en discuter ici les particularités.

Nous avons apporté un véritable scrupule à nous limiter rigoureusement à notre sujet, c'est-à-dire au rapport arithmétique entre le chiffre du pouls et celui de la température; aux anomalies de direction que peuvent présenter leurs courbes. Il y a cependant sur les feuilles quadrilées destinées à ces tracés des données numériques que l'on peut considérer comme le résultat d'une expérience déjà ancienne ; dans la colonne du pouls on trouve 140, quand on trouve 40 dans la colonne de la température. Si les vieilles doctrines étaient exactes on pourrait supposer que le point de départ des deux lignes brisées, est le même qu'elles se confondent dans une partie de leurs parcours; que le parallélisme ou les exceptions au parallélisme sont d'autant plus faciles à constater qu'il n'y a sur la plus grande partie de la feuille qu'un seul trait. Sous ce rap-

(1) Two Cases of typhoïd. fever. Pnsyelvan. Hosp. Reports 3 janv. 1880.

port les opinions des auteurs, offrent des variantes notables.

« Le pouls, dit Griesinger, présente beaucoup d'anomalies insignifiantes ou du moins auxquelles on n'a pas trouvé jusqu'ici de valeur pratique; d'autres au contraires sont de première importance. Au début de la maladie sa fréquence augmente graduellement comme les symptômes; mais il est rare que dans le cours de la maladie, la fréquence du pouls, n'augmente pas accidentellement, soit parce que le malade s'est levé sur son lit, soit pour une autre cause; au moment du fastigium, le pouls est de 90 à 100 dans le cas légers ou de moyenne intensité dans des cas graves, il est de 100 à 120. Le soir, le nombre des pulsations augmente, mais pas toujours proportionnellement à la température; chez les enfants cette augmentation est souvent de 20.

En général il y a dans la fièvre parallélisme entre le pouls et la température : ce parallélisme toutefois n'est pas constant, on observe souvent un abaissement de la température même sérieux tandis que la fréquence du pouls augmente; cela arrive surtout à la suite des grandes hémorragies et à l'approche de l'agonie. Par contre on a dans certains cas, une faible fréquence (50 à 60) même avec une température élevée, *comme d'autres auteurs j'ai vu à plusieurs reprises des faits de cette nature; la marche de la maladie était généralement bénigne* dans ces cas (1).

Nous avons déjà insisté suffisamment sur ce point pour qu'il soit inutile d'y revenir. En revanche, nous ne

(1) Infectionskrankh 2te. Aufls. 1862.

saurions admettre avec Griesinger que quand le nombre de pulsations est inférieur à cent, les cas soient nécessairement légers ou de moyenne intensité. Nous n'avons guère qu'une observation de la première série dans laquelle le pouls a oscillé entre 100 et 120 et dans laquelle le malade a guéri ; dans presque toutes les autres, nous étions en présence de cas graves en apparence ; deux malades même ont eu des hémorragies intestinales profuses.

Dans l'observation où la mort est survenue par perforation intestinale, il s'agissait d'un cas grave s'il en fut, puisqu'il y avait des ulcérations nombreuses, profonde de l'intestin grêle ; de la péritonite et cependant avant l'accident ultime le pouls variait de 90 à 100. Nous préférons la manière de procéder de M. Murchisson qui s'est borné à donner une statistique sans interprétation préjudicielle :

« Sur 205 cas, je me suis assuré qu'à l'exception d'un seul, le pouls était au-dessus de la normale à un moment quelconque de la fièvre. Dans 157 cas il dépassait 90, dans 85, il dépassait 100 ; dans 70, 110, dans 10, 140 et dans 2, 150 (1).

Ces données concordent avec les nôtres, en ceci, que dans la majorité des cas le pouls n'atteint pas 100. Or nous sommes loins des concordances données par les feuilles de température. Nous sommes donc autorisé à dire avec M. le professeur Hardy, avec Liebermeister, avec Murchison, avec Griesinger, qu'il n'y a aucune proportion entre l'élévation de la fréquence du pouls et celle de la température dans la fièvre typhoïde.

(1) De la fièvre typhoïde.

Nous terminons ici ce travail d'autant mieux plus volontiers que nous n'avons trouvé dans nos deux dernières séries d'observations, rien de nouveau en dehors de la perforation précoce de l'intestin, sur laquelle nous avons insisté : nous avons simplement vu la confirmation des inductions auxquelles nous eût conduit, peut-être, l'analyse soigneuse de nos observations, si nous ne les avions entendu formuler avec plus d'autorité, plus de netteté que nous n'eussions pu le faire nous-même par M. le professeur Hardy.

Nous avons laissé entrevoir en écrivant, l'historique que nous voulions hasarder en faveur de l'exploration du pouls, une revendication qui semblera superflue à ceux qui n'ont jamais laissé de côté ce précieux instrument de diagnostic. Sans doute le champ de nos études est singulièrement limité ; à côté des fièvres continues. il y a les fièvres intermittentes, les pyrexies secondaires de l'état puerpéral, les affections organiques inflammatoires. Dans tous cas, on arriverait peut-être à des résultats inattendus en dépouillant purement et simplement les observations et en les comparant. Sans passer en revue la plus grande partie de la pathologie contemporaine, on pourrait rassembler de nombreux et intéressants matériaux dans le seul groupe des affections typhoïdes. Dans le typhus exanthématique, dans la fièvre récurrente des pays du Nord ; dans le typhus amaril de l'Amérique, il y a probablement des relations comparables à celles que nous avons étudiées. En tenant compte de la nature même de ces maladies, de leur forme clinique habituelle. de leur milieu d'évolution, on trouverait peut-être des rapprochements curieux et l'explication de beaucoup de phénomènes à propos desquels nous avons dû nous en tenir aux hypotèses.

Il aurait fallu pour entreprendre une pareille étude, beaucoup de temps et une expérience que je suis loin d'avoir. Ma tâche était plus modeste et plus facile ; je me suis limité au typhus abdominal, trop heureux. si j'ai pu mettre en lumière quelques points cliniques un peu oubliés.

CONCLUSIONS

1° Dans la fièvre typhoïde, la fréquence du pouls n'est pas toujours proportionnelle à l'élévation de la température.

2° Si le pouls reste peu fréquent et la température élevée, au début d'une affection fébrile, on doit songer à une fièvre typhoïde.

3° Si le pouls reste entre 80 et 90 pulsations dans le le cours de la fièvre typhoïde, bien que la température s'élève à plus de 40 et même plus de 41 degrés, on ne doit pas la plupart du temps porter de pronostic fâcheux.

4° Si au contraire la fréquence du pouls augmente en même temps que la température s'élève a plus de 40 ou plus de 41 degrés, le pronostic est très grave.

5° Si la température s'abaisse brusquement alors que le pouls augmente de fréquence, le pronostic est mauvais.

6° Le parallélisme entre les oscillations diurnes est sujet à de nombreuses modifications.

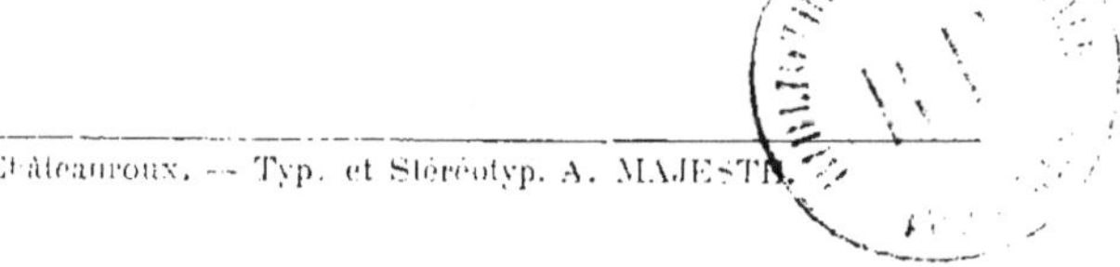

Châteauroux. — Typ. et Stéréotyp. A. MAJESTÉ.

PUBLICATIONS DE LA LIBRAIRIE ADRIEN DELAHAYE ET ÉMILE LECROSNIER, ÉDITEURS

Traité de pathologie interne, par S. JACCOUD, professeur de pathologie médicale à la Faculté de Paris, etc., 1re édition ; revue et considérablement augmentée. 3 forts volumes in-8 avec figures et 37 planches en chromolithographie, 50 fr. Cart... 53 fr. 75

Curabilité et traitement de la phtisie pulmonaire, leçons faites à la Faculté de médecine, par S. JACCOUD, professeur de pathologie médicale à la Faculté de Paris, etc. 1 vol. in-8, 10 fr. Cart... 11 fr.

Leçons de clinique médicale, faites à l'hôpital de la Charité, par S. JACCOUD, professeur, etc. 1 fort vol. in-8 de 878 pages, avec 29 figures et 11 planches en chromolithographie. 3e tirage, 1874, 15 fr. Cart... 16 fr.

Leçons de clinique médicale, faites à l'hôpital Lariboisière, par S. JACCOUD, professeur, etc. 3e tirage. 1 vol. in-8 accompagné de 10 planches en chromolithographie, 15 fr. Cart... 16 fr.

Manuel de pathologie interne, par M. le Dr FORT, précédé de la manière d'examiner le malade et de faire les autopsies. 1 vol. in-18 avec figures dans le texte. Cart... 6 fr. 50

Éléments de pathologie exotique, 1° Maladies infectieuses; 2° Maladie des organes et des appareils; 3° Animaux et végétaux nuisibles, par M. NIELLY, professeur d'hygiène et de pathologie exotique à l'école de médecine navale de Brest, etc. 1 vol. in-18 avec 29 figures dans le texte... 10 fr.

Traité de thérapeutique appliquée basé sur les indications, suivi d'un précis de thérapeutique et de posologie infantiles et de notions de pharmacologie usuelle sur les médicaments signalés dans le cours de l'ouvrage, par J.-B. FONSSAGRIVES, professeur de thérapeutique et de matière médicale à la Faculté de médecine de Montpellier, etc.; 2e tirage augmenté d'un appendice comprenant les progrès récents réalisés en thérapeutique appliquée. 2 vol. in-8... 24 fr.

Formulaire thérapeutique à l'usage des praticiens, contenant les notions et les formules relatives à l'emploi des médicaments, de l'électricité, des eaux minérales, de l'hydrothérapie, des climats et du régime, par le professeur FONSSAGRIVES. 1 vol. avec figures intercalées dans le texte. 1882, 4 fr. Cart... 4 fr. 50

Leçons de thérapeutique faites à la Faculté de médecine de Paris, par le professeur GUBLER, recueillies et publiées par le Dr F. LEBLANC, 2e édition. 1 vol. in-8, 10 fr. Cart... 11 fr.

Leçons cliniques sur la syphilis étudiée plus particulièrement chez la femme, par Alfred FOURNIER, professeur à la Faculté de médecine de Paris, médecin à l'hôpital Saint-Louis, etc. 2e édition, 1 fort vol. in-8 avec 8 planches en chromolithographie. 1881, 21 fr. Cart... 22 fr.

Des dyspepsies gastro-intestinales. Clinique physiologique, par G. SÉE, professeur à la Faculté de médecine de Paris, etc. 1 vol in-8, 1881... 10 fr.
Cart... 11 fr.

Du diagnostic et du traitement des maladies du cœur, et en particulier de leurs formes anormales, par le professeur GERMAIN SÉE. Leçons recueillies par le docteur LABADIE-LAGRAVE (clinique de la Charité, 1874 à 1876). 2e édition, 1 vol in-8° 1883. 11 fr. Cart... 12 fr.

Leçons d'hygiène infantile, par J.-B. FONSSAGRIVES, ancien professeur d'hygiène et de clinique des enfants, etc., 1 vol... 10 fr.

Traité théorique et clinique de percussion et d'auscultation, avec un appendice sur l'inspection, la palpation et la mensuration de la poitrine, par E.-J. WOILLEZ, médecin honoraire de l'hôpital de la Charité, etc. 1 vol. in-18, avec 101 figures intercalées dans le texte... 10 fr.
Cart... 11 fr.

Études médicales faites à la Maison municipale de santé (Maison Dubois), par le Dr LECORCHÉ, professeur agrégé à la Faculté de médecine de Paris, etc., et Ch. TALAMON, interne des hôpitaux. 1 vol in-8 avec 10 figures intercalées dans le texte et 4 planches en chromolithographie... 12 fr.

Leçons cliniques sur les maladies du foie, suivies des leçons sur les troubles fonctionnels du foie, par CHARLES MURCHISON, professeur de clinique médicale, etc. Traduites sur la seconde édition et annotées par le Dr JULES CYR, lauréat de l'Académie de médecine, médecin consultant à Vichy. 1 vol. in-8 avec 46 figures dans le texte... 12 fr.

Clinique médicale, par le Dr GUÉNAU DE MUSSY, médecin de l'Hôtel-Dieu, membre de l'Académie de médecine, etc. 2 vol. in-8... 24 fr.

Châteauroux. — Typographie et Stéréotypie A. MAJESTÉ

www.ingramcontent.com/pod-product-compliance
Lightning Source LLC
LaVergne TN
LVHW050413160826
845677LV00002BA/357

* 9 7 8 2 3 2 9 7 9 6 2 2 2 *